30代ビジネスマンの「太らない」「疲れない」21の習慣

The Twenty-one Habits of Global Businessman's Health Condition Management

世界のエリートが実践している“健康マネジメント”

水野雅浩
Masahiro Mizuno

飛鳥新社

CONTENTS

The Twenty-one Habits of Global Businessman's Health Condition Management

CHAPTER

2 7つの食事習慣

EATING

The Seven Habits of Eating

CONTENTS

The Twenty-one Habits of Global Businessman's Health Condition Management

CHAPTER 3

7つの睡眠習慣

SLEEPING
The Seven Habits of Sleeping

CHAPTER

4 7つの運動習慣

EXERCISE

The Seven Habits of Exercise

CONTENTS

The Twenty-one Habits of Global Businessman's Health Condition Management

CHAPTER

5 できる人のサプリメント活用術

SUPPLEMENTS

How to Take Supplements

CHAPTER

6

一流の習慣をつくる方法論

RULES

Make It a Habit

はじめに

突然ですが、仕事と健康、
あなたは、どちらを大切にしていますか？

セミナーでこの質問を投げかけると、男性の多くからは「仕事」と答えが返ってきます。それは間違いです。

実は答えは「どちらか」ではなく、そういう意味ではたいへん意地の悪い質問です。

なぜなら、「健康でいることは仕事の一部」だからです。

そのことを私は過去の仕事から痛感しました。

私は現在サプリメントメーカーに勤め、商品開発プロジェクトのマネージャーをしています。現職のみならず、長年、健康、老い、栄養に関わる仕事をしてきました。

なかでも、「健康管理は仕事である」と私が気づくきっかけになったのは、**香港での勤務時代に世界のビジネスエリートたちと交流**できたことにあります。

ご存知のように、香港は世界有数の金融都市。世界中からビジネスエリートたちが集まり活躍しています。

彼らは仕事へのプロ意識と同様に、健康意識も一桁《けた》も二桁も高く、日本のサラリーマンとは比較にならないほど真剣に、仕事のパフォーマンスを上げるための健康マネジメントに取り組んでいました。

また、**香港は東洋と西洋の文化がうまくブレンドされた地域**でもあります。香港人も西洋人も、漢方にサプリメント、瞑想やエクササイズ……と上手に取り入れ活用していました。

彼らの持つ健康マネジメントの考え方に惹《ひ》かれた私は、香港で100人を超えるビジネスエリートたちに日々の「健康への取り組み」についてインタビューし、メモにまとめていきました。

そして、グローバルに活躍するビジネスエリートから学んだ健康管理の「考え方」や「手法」を、**日本のビジネスマンが取り組みやすいようにアレンジしました。それ**

が、食事＋睡眠＋運動の必須3分野を体系化し、やるべきことをたった7つずつの習慣にまとめた「健康マネジメント」という概念です。

本書で紹介する7×3＝21の習慣を実践するだけで、「太らない」「疲れない」ビジネスマンの理想の体が手に入ります。

すでに本書のベースとなる部分を電子書籍化し、『グローバルで勝つ！　30代ビジネスマンの「太らない」「疲れない」7つの習慣』として、2014年9月にアマゾンで発売したところ、驚くほどの反響をいただきました。

本書はそのコンセプトを下敷きにしつつも、全面的に加筆・補強し、単行本化したものです。

電子書籍版の読者の方から、ビジネスリーダーを目指すあなたにぴったりのコメントをいただいたので、この場をお借りしてご紹介します。

「私は人材コンサルタントとして、経営者やたくさんの優秀と言われる人材と接してきた。優秀な人材を見極める条件の1つに『体形』がある。**見た目？　と思われるか**

もしれないがこれが結構、当たる。
彼らは、一様に体形のキープに並々ならぬ配慮をしている。男性は、30歳を超えて20代と同じ食生活をしていると体形の乱れが顕著である。高いスーツでも浮かぶ体形シルエットは隠せない。（中略）
運動と栄養管理が必要なんて、誰も教えてくれない。時間管理だけが自己管理能力だと思っている30歳以上の男性はぜひご一読あれ」

電子書籍版は、多くの方が同僚や部下に勧めてくださり、連鎖反応的に口コミで広がっていきました。すぐに1万ダウンロードを超え、ベストセラーとして売れ続けています。これは、紙の書籍で実績あるベストセラー、ロングセラー作家の著作が上位に並ぶなか、異例なことだそうです。
向上心の強い日本のビジネスリーダーたちの健康への関心が高まってきているのを強く感じました。

でもなぜ30代にこだわるのか。理由が3つあります。

①チャンスをつかむ

30代は、ビジネスキャリアのなかでも大きく飛躍をする時期です。20代とは違い、器をひとまわり大きくするための「桁の違う」経験にチャレンジするこの年代。大きなプロジェクトを任されたり、新規の商談を海外に行ってまとめあげてくることもあるかもしれません。私が事業部長や支社長を経験したのもこの時期でした。

将来のあなたのゴールまでも左右するビジネスキャリアのステージで、まず重要なのは、心身ともにタフであること。**青白い顔をしてしょっちゅう風邪を引いている人にはチャンスは回ってきません。**

出張で水の違う土地に行ったらお腹壊しました、そんなひ弱なリーダーには誰もついていきません。あなたに健康マネジメントで培《つちか》われた「健康力」があれば、組織のためにもアドバンテージになります。

②「仕事∨健康になりがちな時期」のためのケア

会社でマネジメント業務に精力的に携わっていると、やりがいも高まり気力も充実しているため、**疲れを感じずに働いてしまう**もの。

その結果、健康への取り組みは「なんとなく後回し」にしてしまいがちです。

社会人になって以来ずっとハードワーキングを続けてきた皆さんでも、20代のうちは親からもらった体の「健康貯金」を食いつぶしながら乗り切れる傾向にあります。

しかし、社内での立場も上がり、責任やプレッシャーなど別種の負担が心身にかかり始めるタイミングで、体のケアをしなければ体力も落ちてしまうのが30代。

そんな時期に、逆にビジネスパフォーマンスを上げるための方法を知っておいてほしいのです。

③グローバルエリートを相手に仕事をする

経済のグローバル化が進むなか、私たちは否応なく世界のビジネスマンたちと伍して戦っていかなければならない状況にあります。

「海外出張がないから自分は関係ない」という話では全くないのです。

香港にいる頃に、たまたま新聞で目にしたオバマ大統領の演説が忘れられません。

「私はやせて見えるかもしれないが、誰よりもタフだ」
(Listen, I'm skinny but I'm tough.)

オバマ大統領は、Jock（アスリート）とも呼ばれ、健康マネジメントにも余念がありません。「俺はタフだ！　俺に任せろ！」と言い切るリーダーの言葉を常日頃から聞き、ライフスタイルに取り入れているのが世界のビジネスマン。私たちはそんな彼らと戦っていくステージに立たされています。

体のあちこちに不調をきたしてから、重い腰を上げて健康の回復に取り組むのが一般的な日本のサラリーマン。将来を見据え「先手」を打って動き始めるのが、グローバルエリートとも戦える30代のリーダー、すなわち、あなたです。

本書で、世界のエリートがどのような意識で健康マネジメントに取り組んでいるのかを知っていただき、あなたのビジネスライフに役立ててください。

本書で手に入る7つのメリット

本書を読み、実践していただくことで、7つのメリットが手に入ります。

The Seven Merits

1 無理なくあなたの「適正体重」に戻っていきます

30代は取引先との食事も増え、食生活が偏りがちです。また会社内でのポジションが上がるとともに、仕事のストレスも増える時期でもあります。

さらに身体変化としては、男性ホルモンの分泌《ぶんぴつ》が減り始めるため、老化が進み中年太りになる人が多くなります。あなたの同僚でも、すでにベルトの上に脂肪が乗っかっている人はいないでしょうか。過度な内臓脂肪は、血管を傷め、心臓に大きな負担をかけます。そのまま歳をとれば、高い確率で病気になります。

現在、過剰な内臓脂肪を体にため込んでいる「メタボ」の方でも、本書の方法一つひとつを実践すれば、無理のない健康的なダイエットが実現できます。**体に負担のか**

かる無理な減量をせず、あなたの「本来の姿」である軽い体が手に入りますので楽しみにしていてください。

The Seven Merits

2 マッサージいらずの「疲れにくい体」が手に入ります

日々走り続けるビジネスマンには、疲れてから対処するのではなく、日頃から疲れをためない術《すべ》を知っておくこと、さらに「疲れにくい体」を手に入れてしまうことが求められます。

日本人は特に我慢強いためか、疲れをためても無理をしてしまいがちです。かなりひどくても整体マッサージで一時的に和《やわ》らげたり、どうにもならなくなってから病院に駆け込む――そんな人が多いのではないでしょうか（私もそうでした）。

Care（予防）ではなくCure（治療）の段階になってから慌《あわ》てて病院に行くのは、会社で言えば、倒産寸前になってからようやく手を打つようなもの。

会社の経営でも異常事態に陥らないように、目の前の業務と、未来の成長をつくるバランスのよい活動が大切です。健康管理も同じ。

本書でご紹介する老化を防ぐ食事法、成長ホルモンを出す睡眠法、さらに代謝のよい体をつくる運動法を取り入れていくことで、根本的に「太らない」「疲れない」体をつくることができます。

The Seven Merits

3 肩こり・腰痛が軽減されます

ロート製薬が行なった2010年のインターネット調査によると、パソコン作業や運動不足、加齢などにより起こる「肩こり」に、**日本人の約6割**が悩んでいます。**そのうちの7割が、なんと5年以上の慢性的な肩こりに悩んでいるそうです。**

特に40代に差し掛かると、加齢により筋力の衰えが顕著《けんちょ》になります。

普段は意識していませんが、**私たちの頭部は7~8キロとボーリング球ほどの重さもあります。**この頭部を支える筋力が姿勢の悪さや加齢により弱くなり、引っ張られるように腰の筋肉に負担がかかり、腰痛が起こります。これを防げるかどうかが「衰え」や「老い」を防ぐキーになるのです。

年齢の割に若々しく見える人は肩こりが少なく、老けている人は総じて肩がこって

います。これを予防し解消していくための方法を、睡眠習慣、運動習慣の章で詳しくご紹介します。

The Seven Merits

4 「見た目年齢」が若くなります

「お腹周りがすっきりしましたね」

「お肌がつやつやしていますね」

そんな声が周囲からかかるほど、見た目の変化が出ます。

大切なビジネスパートナーと会う際に、目の下にクマがあったり、肌が荒れていたり、はたまたベルトの上にお腹が乗っかっていたり、といった調子では、相手の心証にプラスに働くことはありません。

香港でプライベートバンクを運営し、富豪の資産運用を任されているエグゼクティブから、私はこう教えられました。

「見た目で差がつく生涯年収の格差は、どんなに少なく見積もっても4000万円にはなる」

確かに**お客様からすれば、健康の自己管理もできずに「くたびれて」いる人に、自分の大切な財産を預けたくはない**でしょう。

見た目の印象は10秒で決まり、その印象は3か月にわたって影響を及ぼすと言われています。

取引の大小にかかわらず、見た目は仕事上でも大きなポイントになるのです。食事、睡眠、運動の新しい習慣を取り入れていくことで、肌つやも体形も着実に変わっていきます。太り気味だな、という自覚のある人は、**「マイナス5歳」の若さあふれる見た目**をイメージしながら、実行してみてください。

The Seven Merits

5 健康マネジメントの「知識」と「選択基準」が手に入ります

平均寿命が38歳だった江戸時代に、徳川家康は、75歳まで生きました。西太后《せいたいこう》は平均寿命40歳代の時代に74歳まで生きました。

昔は、健康や美の知識は国の頂点を担う、一部の特権階級だけのものでした。しかし、今は違います。学ぼうと思えば、誰にでも学ぶことができます。

●一流ビジネスマンの健康マインド

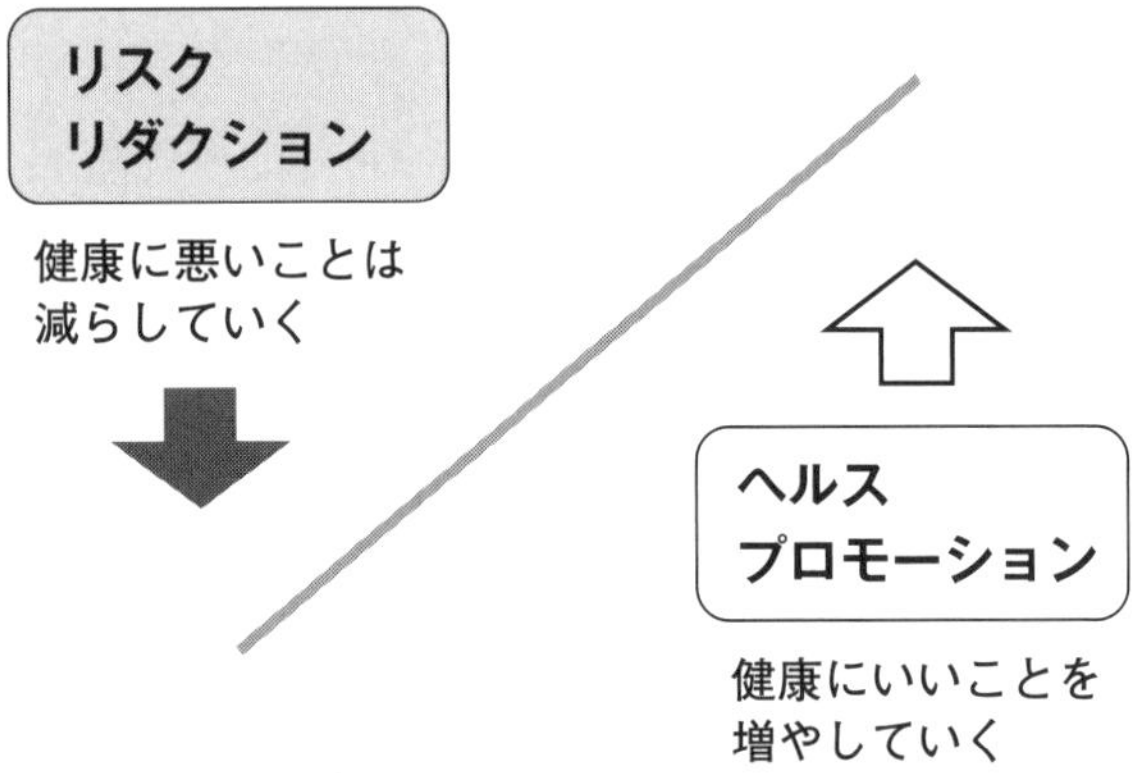

これからは、**健康をより積極的に維持・増進させていくヘルス・プロモーション（Health Promotion）**と、**健康を害することを選択しないリスク・リダクション（Risk Reduction）**の両輪を回しながら健康マネジメントを行なっていくことが求められます。

つまり、健康マネジメントの「知識」を持って、日々の小さな行動の「選択基準」を個々が持つことが、最大の肝になります。

アメリカと香港の食文化を私が直《じか》に見て感じたのは、健康意識の強烈な二極化です。

ハイパフォーマーのビジネスマンは、とことん健康意識が高く（Health Conscious）、相対的に所得の低い人たちは、健康への意識が上がってくることはありません。

たとえば、アメリカで健康意識が低い人は、体に悪いトランス脂肪酸たっぷりのポテトやホットドッグ、アイスクリーム、冷凍食品を何の疑問もなく食べ続けています。また、香港では化学調味料たっぷりの味付けをして、揚《あ》げ物、脂肪分の多い料理を食べています。

そういう人たちは肌がガサガサでお腹周りには脂肪がたっぷり……。

「お腹がすいたから、食べたいものを食べている」だけで、そもそも健康に悪いものを食べているという意識すらないでしょう。

言葉は悪いのですが、これを下流とすれば、中流と上流のあいだにも食習慣の違いがあります。私は香港にいる際、ホテルにも営業に行き、コンシェルジュと懇意にしていました。そこで「上流と中流の人はビュッフェでお皿の上を見ると一発でわかる」という話を聞いたのです。

ハイクラスなホテルを定宿としている人たちは、お皿にはいつも、野菜から始まり、バランスよく、健康な体をつくるものが並んでいます。一方で、背伸びして5つ星ホテルに泊まった人たちのお皿の上は、朝のビュッフェなのにローストビーフだけが山積みされていたり、色鮮やかなケーキだけで彩られていたりと、偏ったもので埋め尽くされていると言います。

中流の人たちになくて、上流の人たちにあるものはなんでしょうか。

これは健康についての「知識」の違いだと私は思います。上流の人たちみんながみんな、ローストビーフやケーキが嫌いというわけでもないでしょう。ただ、朝食にそれがふさわしいか、ふさわしくないかという「知識」と「選択基準」を持っているのです。

微差の積み重ねが未来の大差につながります。

30代で体系的な「知識」と、それに基づいた考え方を身につけておくことは、あなたがビジネスリーダーとして活躍していく一生モノの武器になることをお約束します。

The Seven Merits

6 あなたの年収がアップします

厚生労働省が2010年に20歳以上の人を対象に調査した「所得と生活習慣に関

●所得と生活習慣等に関する状況（20歳以上）

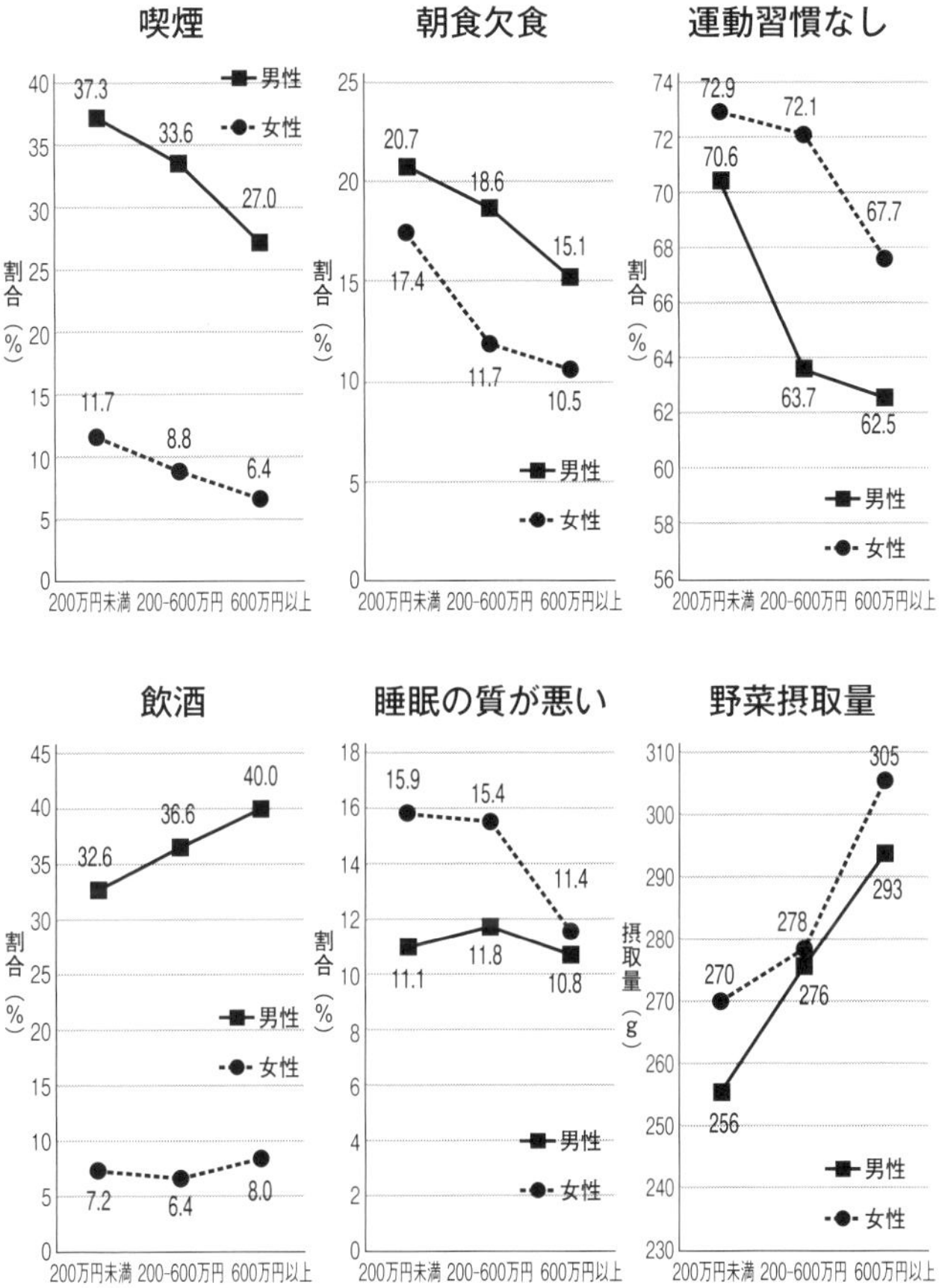

厚生労働省 2010年 国民健康・栄養調査結果の概要より

する状況」を調査したデータに、お金持ちとそうでない人の差が明確に出ています。喫煙、飲酒、朝食欠食、運動習慣、睡眠、野菜の摂取量などの生活習慣が年収とどのように連動しているかというデータです。

数値を見ると、**年収600万以上の人と、それ未満の人に明確な差が出ています。**端的に、健康的な習慣を持っていることと、年収が比例していると読めます。

喫煙率1つをとっても、年収が上がるほど減っていきます。単価の高いスターバックスが禁煙で、単価の低いコーヒーショップが喫煙OKなのもうなずけます。

ここで、年収が高い人が、結果として健康マネジメントを取り入れると捉《とら》えるのか、健康マネジメントを取り入れる人が、結果として年収が高くなると捉えるのかは議論が分かれるところかもしれません。

ただ「原因があって結果がある」と考えると、乱れた食生活をして仕事でのパフォーマンスが上がらない人よりは、**健康マネジメントを取り入れて心身の調子を整えて仕事に取り組んでいる人のほうが、年収アップという結果につながりやすい**、と見ることができます。

The Seven Merits

7 ビジネスマンとしての「資産価値」が上がります

私がいた香港のレストランに、ドバイ、香港を行き来してビジネスを展開しているアラブ系のビジネスマンが、月に1度、必ず寄ってくれていました。

リーマンショックの直後で株価が大暴落している最中、彼は来店するたびに、「キャッシュがあるなら、ゼロになってもいいから、今、とにかく買いまくっておけ」としきりに私に株を勧めていました。

それはさておき、彼が語った健康についてのマインドが忘れられません。

「とにかく体を鍛えておけ。体を鍛えておくと、メンタルも強くなる。景気が悪くなり、周りが落ち込んでいるときに、1歩も2歩もリードできる秘訣《ひけつ》だ」

こう言って彼は、出張先にもランニングシューズを持っていき、朝はランニング、夜はホテルのジムやプールで体を動かすことを日課としていました。

「日本人は、頭脳だけで仕事をしている。頭に知識を入れることには一生懸命だけど、食事、睡眠、運動などには驚くほど気を遣っていない。**私たちは、健康なビジネスマ**

ンでい続けることも含めて、仕事で成果を上げようとしている。長期的には、どっちがいい結果を出すだろうね？」

今思うと、先見の明に満ちた言葉だと思います。彼は、「資産価値」の話をしていたのです。

「体が資本」という言葉があります。

私たちの体＝資本は、何もしなければ、必ず衰えていく構造になっています。

健康であれば、あなたの人材としての価値が高まります。社内で重要なポストに就《つ》く、あるいは、ヘッドハンティングや転職といったシーンを考えたときにも、自分自身の「資本」を維持・向上させていく必要があります。

本書でご紹介していく健康マネジメントは、3か月後といった短期的なパフォーマンスの向上に役立つだけでなく、将来にわたって心身の資産価値を上げるコンテンツでもあるのです。

これら7つのメリットが手に入るか入らないかはあなた次第。

早速、健康マネジメントを理解するところから始めてみましょう。

CHAPTER

1

健康マネジメントという「考え方」

MIND

What is Health Condition Management?

健康であることは、エチケットである

なぜ、ビジネスリーダーは、健康管理に取り組む必要があるのか？

その問いに的確に答える言葉を、まずはご紹介します。

「健康であることは、エチケットである」

これは「華麗なる一族」のドラマロケ中、木村拓哉《たくや》さんがインタビューで答えていた言葉です。

俳優は、監督、共演する仲間、メイクさん、舞台セットをつくる裏方の人々に支えられ仕事をします。ベストなパフォーマンスが求められ、常によいコンディション（肌、声、体重、モチベーション）でいなくてはなりません。そのために木村さんはこまめにお茶でうがい、手洗いをしているとのことでした。

「健康であることは、エチケットである」

これは、ビジネスリーダーにとっても同じです。

部下が徹夜でつくってくれた資料を取引先にプレゼンする際に、リーダーであるあなたが健康管理できておらず、体調を崩していてはすべてが台無しになってしまいます。常に最高のパフォーマンスが発揮できる体調をキープするのが、部下のためにもお客様のためにも、最低限のマナーとも言えるのです。

かく言う私も、かつては健康に気を遣わず、無理を重ねた日々を経験しました。新卒から携わった介護事業の会社では、全国規模の事業のスタートアップの時期だったこともあり、新卒もベテラン社員も経営陣もとにかく猛烈に仕事をしていました。

毎日ほぼ終電で帰宅するのですが、終わらない日は上司とサウナへシャワーを浴びに行き、また会社に戻って働くこともしばしば。業務が深夜に及ぶため、真夜中にチェーン店の牛丼（大盛り、ツユだく、卵乗せ）やカップラーメンを胃の中に流し込んでいました。

出張の際には、飛行機の座席について目を閉じると数秒後には爆睡。飛び立ったことにも気がつかず、着地の衝撃で目が覚めるというありさまでした。

健康やアンチエイジングの知識を体系的に身につけた今、当時を思い返してみると、

「健康面」ではかなり無理をしていたように思います。

実際、20代であったにもかかわらず体重も今より7キロ太っていて、当時の写真を見ると、顔がむくんでいて精気がありません。健康診断でも年齢の割にコレステロール値、肝機能の数値、尿酸値に問題があり、常に引っかかっていました。モチベーション高く働いていたため、「疲労感」はなかったものの、体のあちこちは「疲労」していたのでしょう。

幸い、その後のキャリアで健康というものと真摯《しんし》に向き合う機会を得た私は、30代以降に自分の健康を改善することができたのですが、無知なままあの生活を続けていたら……と思うとゾッとします。だからこそ、全力疾走を続けている皆さんに、「健康管理は仕事」と知るところから始めてほしいのです。

そうは言っても、仕事が忙しいときには、不健康だとわかっていても無理をするしかない。医者が言うような理想の生活など送れるわけはありません。

ご安心ください。自分自身の苦い体験への反省から、私はその後、**「忙しくても短時間に簡単にできる健康法」**の確立に徹底的にこだわりました。それが本書で紹介する「健康マネジメント」なのです。

30代の生活習慣が晩年を決める

「健康マネジメント」とは何かに進む前に、しばらく、私のキャリアをたどることにお付き合いください。なぜなら私自身の実体験がそのまま、のちに健康マネジメントを考えるうえでの「材料」になったからです。

最初に就いた介護の仕事で高齢者の方々に接するなかで、私は「寿命」について強く意識するようになりました。

「平均寿命」と**「健康寿命」**という言葉があります。

「平均寿命」のほうはもちろんご存知でしょう。生まれてから死ぬまでの平均の期間を意味し、日本人は男性が80・21歳、女性が86・61歳と世界でもトップクラスです。

それに対し、**健康で自立して暮らせる寿命を「健康寿命」**といいます。

健康寿命のあとは、杖をつく、車椅子に乗る、寝たきりになるなど、「行動に制約のある生活」が続きます。自立できない「誰かの助けを借りる生活」は日本人男性が約9年。女性は約13年もあるのです。

健康寿命「後」の、自立生活が困難になった高齢者の方々への介護に約10年携わって痛感したのは、**人生の晩年にそれまでの生活習慣が「縮図」として健康状態に現れる**ということでした。

実際にお話をよく伺ったのですが、若い頃から健康に気を遣ってきた方は、何歳になっても若々しく人生の晩年を豊かに過ごしていました。対照的に、たばこ、お酒、偏った食生活を習慣としていた方や運動習慣がなかった方は、ガン、心臓病、脳疾患などでひどく悩まされていました。

日本人の2/3は生活習慣病が原因で亡くなっています。私は介護時代に、日本人の代表的な病気の末期症状にほぼ立ち会ってきたように思います。

ミシガン大学のクリストファー・ピーターソン教授は、

「人生のゴールは、できる限り長く生きることではなく、できる限り長く、若く生きることだ」

と言っています。

老人ホーム、デイサービスで、高齢者の方々にお会いするたびに「自分はどのような歳の取り方をしたいか」「人生の晩年はどうありたいか」など、学生時代は考えもしなかったことをリアルに想像するようになりました。

ある老人ホームで、数年間車椅子生活のおばあさんがいました。若い頃スナックのママをしていたので生活も不規則で、お酒もたくさん飲まれたのでしょう。糖尿病を患い目が見えず、足も壊疽《えそ》を起こしていました。「もう長年車椅子だけど、最後は、せめて歩いて天国に行きたいねー」とポツリとおっしゃった言葉が胸に刺さりました。

私たちの祖父母は、健康うんぬんの前に、生きていくだけで精いっぱいの時代を生きてきたと思います。しかし私たちの時代は健康管理のほとんど、特に食生活については自分に委《ゆだ》ねられています。

30代のあなたが普段「死ぬ前の10年間」を想像することは、あまりありませんよね。でも、悪い健康習慣を変えられずに30代を過ごした人は、40代になりガクンと心身のエネルギーが落ちます。

逆を言えば、この時期から**「健康投資」**を始めていた人は、その「利益」で人生を最後まで健康に楽しむことができるのです。

一流の人は「健康マネジメント」を日々の生活に組み込む

次に私が携わったのは、香港での高級日本食レストランです。

アメリカでミシュランに掲載され、セレブが連日足を運ぶ日本食レストランの、香港での出店をサポートする役割でした。そこで、世界中から集まる欧米・アジアのビジネスエリートたちと知り合うことができました。

出店したばかりのレストランだったので、私は積極的に一流ホテルのコンシェルジュや、企業の重要な職責を担っている方々に私たちのレストランを使ってもらえるよう営業に飛び回っていたのです。レストランの立地が金融ビルの目の前だったこともあり、私が知り合ったビジネスマンの多くは金融系に勤めていました。

何億という金額を動かす金融の業務に携わるビジネスマンは、まさに体が資本。折しもリーマンショックの直後でマーケットが大混乱している時期です。

野村證券がリーマンブラザーズを買収した直後は、リーマンの社員たちが「明日から日本企業の社員だから、日本食を食べに来たよ」と日本酒をあおっていました。リーマンでなくとも、ビジネスマンには非常にストレスフルな状況だったと思います。

彼らは朝早くから夜遅くまで猛烈に働きつつも、しっかりと「1日の生活の中に」健康マネジメントを組み込んでいました。仕事の会議予定と全く同じように、朝のランニング、午後の15分の昼寝、夜のヨガなどをスケジュールに入れているのです。

彼らのスタイルは、疲れやストレスがピークになってから慌ててアクションを起こすというものではありません。

「疲れる前に」心身をリセットし、長期的に疲れにくい、太りにくい体を手に入れるため日々「健康への先行投資」を行なっているのです。

次ページに、私が香港でインタビューしてきたビジネスマンたちの健康への取り組みを、レベルの高い順にまとめました。私たちはアスリートレベルを目指す必要はありませんが、一流のビジネスマンの考え方、行動は取り入れていきたいもの。自分はどの個所ができているのか、確認してみてください。

●健康に対する取り組みの「レベル」

	トップアスリート	一流ビジネスマン	二流ビジネスマン
取り組み	積極的予防 (Prevention)	**予防 (Care)**	治療 (Cure)
健康への考え方	体こそ、資本。健康なき記録はあり得ない。積極的な健康維持・増進を心がけている。	**ビジネスパフォーマンスを高めるための基礎となるのが健康。日常生活に健康マネジメントを組み込んでいる。**	体を壊しても仕事をするのが美学。病気をしたり、それ相応の年齢になったら取り組む。健康診断前に慌てる。
食　事	「大会に向けて」ドクター、栄養士の栄養指導のもと、食事管理されたものを食べる。	**「半年後」自分の体をつくるものを選んで食べる。**	「今」自分が食べたいものを食べる。
睡　眠	睡眠の質＝競技のパフォーマンス。寝具にまで細心の注意を払う。	**睡眠の質＝仕事の質。睡眠時間の確保と、睡眠環境づくりに努める。**	睡眠時間を削って仕事をする。徹夜や寝る時間の短さが自慢。
運　動	指導者のもと、運動、休息（回復）をマネジメント。最高のパフォーマンスを発揮するため質と量のマネジメントを行なう。	**適度な運動が、メンタルにも体にもいい影響を与えることを知っている。日常生活に組み込んでいる。**	面倒くさいもの。健康診断後に医者に言われて渋々する。しかし、続くことはない。
サプリメント	身体パフォーマンスを最大化するため、適切な指導者（ドクター、栄養士、サプリメントアドバイザー、アスリートフードマイスターなど）からアドバイスを受け取り入れている。	**サプリメントの基礎知識を持ち、自分のライフスタイルに合わせ、適確に取り入れている。**	基礎知識がない。飲んだことはあるが、何にいいのかわからない。「サプリメントさえ飲んでいれば、食生活が乱れていても大丈夫」と思っている。

世界のエリートに教わった「日本食」の健康インテリジェンス

レストランに来てくれるお客様と親しくなり、健康マネジメントについて話を聞くと、皆、共通して次のように言っていました。

「私たちは顧客の資産を預かり、大きな責任を負っている。その責任を果たすためには、体を壊している暇はない。体が資本。だからこそ体の害になるファーストフードは絶対に食べない。**健康によい日本食を『選んで』食べる。**大切なクライアントを招待するときも、接待の相手も健康に対するインテリジェンス（知的レベル）が高いため、日本食のほうが喜ばれるんだ」

健康インテリジェンスの中身について少し触れておきましょう。彼らは、日本食を選ぶ理由として、低カロリーで高タンパク質、低GI（血糖値の上昇を測る数値）料理が多いこと、魚についても多彩な料理法がありオメガ3（血液をサラサラにする成分）を無理なくとれること、生で食べる食材が多く新鮮な酵素を摂取できることなど、私たち日本人でも意識しきれていないことをスラスラあげていました。私は、世界をステージに戦うビジネスリーダーたちの健康への意識の高さに舌を巻いたものです。

それまでの私は仕事と健康を「別物」に考え、健康は明らかに仕事よりも優先順位が下になっていました。

たとえば、昼の食事の選び方は「何が私の体をつくるのか」という基準ではなく「一時の食欲（気分）を満たしてくれるものは何か」というものでした。また、空いている時間があったら、週末に気休めにランニングなどはするけれど、ほかの予定が入ったらそちらを優先し健康への取り組みは「さらに後回し」にしていました。

仕事では年間計画を立ててＰＤＣＡを回そう、などと言っていましたが、健康については場当たり的もいいところだったのです。

自分の「健康貯金」を食いつぶしながら走り続けてきた私は、世界のビジネスエリートが「仕事の質を高めるために、健康マネジメントをしている姿勢」に目から鱗《うろこ》が落ちる思いでした。

病気にならない体をつくる「中医」という予防医学

同時に、私は香港で暮らすうちに「中医」という概念に強く惹かれていきました。**中医とは中国の伝統医学のことで、そもそも病気にならない体をつくる「予防医学」の概念です。**

中国では日本では考えられないほど、漢方や薬膳《やくぜん》の存在が身近です。家から職場に行く道中にも、漢方薬局が複数あり、出勤途中のビジネスマンが煮出した漢方茶を飲んでいきます。漢方茶は8~10香港ドル（日本円にして100~150円）で売っていて、朝だけではなく昼食時にも、多くのビジネスマン・ビジネスウーマンが買い求め、人だかりになっていました。

また、漢方を現代風にアレンジしてプロデュースしているお店もあります。香港ではじめて涼茶をペットボトルに入れて販売するのに成功した鴻福堂《こうふくどう》グループが経営する「健康快線（Health Express）」が人気でした。このお店にはペットボトルに入った漢方茶だけでなく亀ゼリーや漢方スープなどもあり、私も体調に合わせてよく利用しました。逆にHealth Expressの方にも私のレストランを利用してもらっていたので、「健康マネジメント」について意見を交わす機会に恵まれました。

また、体の調子が悪いときには、漢方や鍼《はり》などにもお世話になりました。

「病気にならない体をつくりなさい。そもそも治療をしなくていいように、予防をしに定期的に私のところに来なさい」

どの先生も異口同音にそう言ったものです。

対症療法ではなく、先手を打って健康をベストコンディションに保っていく考え方は、まさにグローバルエリートが実践している「健康マネジメント」に通ずるものでした。

そして日本に帰り、私はサプリメントメーカーに転職をしました。

中医（予防医学）とまでもいきませんが、「医食同源」に通じるものとして現代の生活にはサプリメントが適していると考えたからです。しかし、しばらくすると**お客様にはサプリメントを飲み始めて元気になっていく方と、変化が現れない方がいるこ**

とに気がつきました。

何が違うのか。いい方向に変化があるのは、サプリメントを飲むことに加え、食事・睡眠・運動をはじめとする生活習慣を改めていく方です。体に変化のない方は、サプリメントはとるものの自力で習慣を改めようとはせず、不規則な生活をしていることに気づきました。

サプリメントはあくまでも補助食品です。ファーストフードを食べていても、サプリメントを飲んだら1日の不摂生がチャラになる、というものではありません。また、膝関節のサプリメントを飲んだとしても、食事も運動も疎かにしていたら何の意味もありません。

あくまでも健康のベースとなるのは、①食事　②睡眠　③運動という日常生活が9割なのです。

健康マネジメントは「ピラミッド」で考える

ここまで述べてきた一連の経験をベースにした本書の「健康マネジメント」は、世界のトップクラスのエリートたちが実践している考え方、病気になる前に先手を打っていく**Care（予防）の考え方**を、日本のビジネスマン向けにアレンジして体系化したものとなります。

私自身が一つひとつ実践した結果、体重が63・5キロと適正に戻りました（身長は170センチです）。睡眠の質も高まり、朝はエネルギーが満ちた状態で1日を始めることができています。体力も活力もつき、週末の20キロのランニングも軽くこなせるようになりました。30代前半よりも後半の今のほうが確実にいいコンディションをキープできています。

皆さんも健康マネジメントの手法を取り入れることで、無理なく「常にいいコンディション」がキープできるようになります。

いいコンディションというのは人によって捉え方が違うかもしれません。

私の定義は**「夜には良質な睡眠がとれ、朝の目覚めがよく、日中は体が軽く感じられ、心身に気が満ちている状態」**です。

企業経営と同じで、どれか1つだけをするのではなく、考え方・食事・睡眠・運動をバランスよく全体的に底上げしながら取り組んでいくことが肝心です。

香港でよく来店してくれていたHSBCの資産運用エグゼクティブと議論をしているときに、「健康マネジメントをピラミッドにたとえて見てみよう。ピラミッドをつくるときに、大切なのはどこだと思う?」と質問されました。

私が考え込んでいると、答えて曰《いわ》く、**「ピラミッド建設で大切なのは、頂点の『キャップストーン』と呼ばれる石（意志、ビジョン）と、底辺の土台。両方が必要だ」**と。

「キャップストーンは、一番大切な太陽神の魂が宿る場所。健康マネジメントで言うと、心と体が健康で充実した生活だ。まずは、将来にわたって心も体も健康でいようとするビジョンが大切。君が大成功してあと20年後、いくらお金持ちでも、頭がよくて、美人で若い奥さんがいても、君が不健康で寝たきりだったら台無しだろ? 健康

● 健康マネジメントの「ピラミッド」

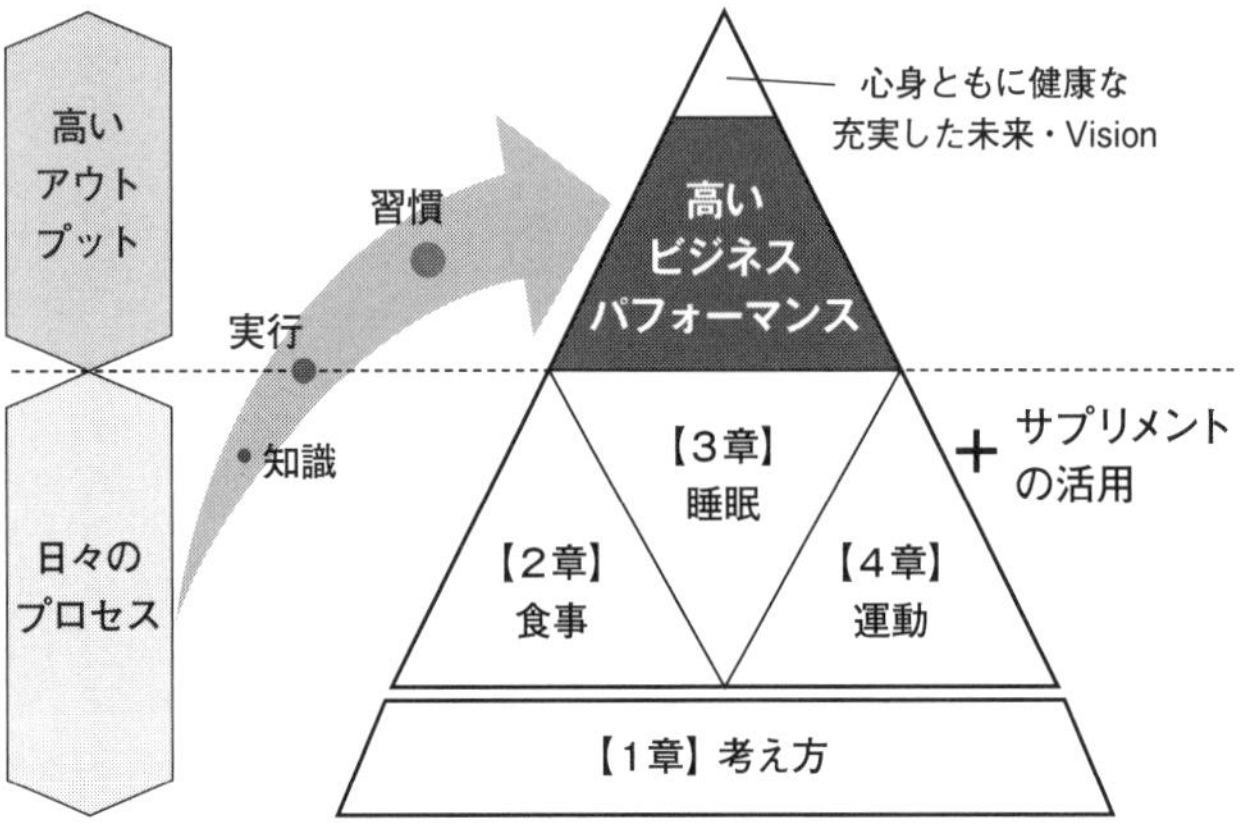

は富にも勝る（Health is better than wealth.）とは、そういうことなんだ」

さらにピラミッドの話は続きます。

「その次に大切なのが、ピラミッドの底辺の土台。一番下の土台のブロックは正しい『考え方』。その上に『食事』『睡眠』『運動』と積み重なっていく。土台がしっかりしていないと、その上にどれだけ積み重ねてもガラガラと崩れるから気をつけるように」

本書ではサプリメントについても解説しますが、それはあくまでも、土台を補強していく位置づけです。

ピラミッドの土台が整っていったら、自然とアウトプットの質・量も上がっていきます。公私ともに、充実した人生をつくっていきましょう。

世界のエリートに学ぶ7つの「考え方」

ではこの章の最後に、土台の一番下、「考え方」について紹介しておきましょう。

これまで仕事のために体に無理をさせてきたビジネスマンは、まずは健康に対する「考え方」を変えることが必要です。実際、香港で100人以上のエリートビジネスマンにインタビューを重ねた結果、健康マネジメントを成功させるための考え方に「7つの共通点」が見えてきました。

食事、睡眠、運動の具体的なルールへと進む前に、マインドセットを変えておくことで、定着度が全く違ってきます。自分はどちらに当てはまるか、次の7項目をぜひチェックしてみてください。

The Seven Minds

1

メタボは自己管理ができていない象徴

香港のレストランで常連のお客様だった1人に、香港でナンバーワンの学習塾を展開されている方がいました。ルイ・ヴィトンが好きで、家のすべての家具を特注でつくったという香港でも有数の大富豪です。40代半ばなのですが、見た目もスタイルもよく、まるでモデルのような方でした。

あるとき、「いつお会いしても若々しくスマートですね」と話しかけると、**「社長の私が太っていたら経営者失格です。メタボは自己管理ができていない象徴。香港では、経営者が太っている企業は、投資家からも見放されます」**と、目の覚めるような答えが返ってきました。

この考え方は、欧米のビジネスマンにも共通しています。

一方で、不健康な人の多くは、メタボは自分のせいではなく加齢によるものなので「仕方ない」と思っています。

正しい知識に基づいた正しい行動さえとれば、メタボは簡単に解消することができます。しかも無理することなく。

まず「体形は自己管理するもの、できるもの」と定義し直すところから出発しましょう。

The Seven Minds

2 「こうなりたい」に「なる」――未来のビジョンが明確

健康な人と不健康な人とでは、描いている未来が違いました。

健康マネジメントをしている方は「何歳で、何をするために、どのような体力・健康状態」が必要なのかを明確に把握しています。

香港のレストラン時代に懇意にしていたお客様で、モルガンスタンレーで活躍していたエグゼクティブがいました。50代半ばですが肌つやがよく、30代から朝のランニングを欠かさないためか、スマートでエネルギーに満ちあふれていました。

「定年後に何をされるのですか?」

という質問に返ってきたのはこんな答えです。

「60歳で引退し、執筆活動に入りたいと思っている。自分が金融の世界で学んできたことを、易しい言葉で中学生、高校生の10代の若者たちに伝えていきたい。10代の子供たちにマネーリテラシー(お金の知識)を高めるためのセミナーも月に2回ぐらいやっていく。

それから1年に4回は趣味の山登りをする。全国各地の山を巡りながらキャンプをして季節を直に感じたい。10年後も、20年後も自分のやりたいことをやり続けるために、今から体力をつけておくことが大切なんだ」

何歳で自分が何をしたい、「だからどのような健康状態である必要がある」ということがスラスラと出てきます。

まるで「来週の予定」を読み上げるかのように具体的です。聞いている私の頭の中にもイメージがカラーで浮かび上がってくるようでした。

逆に、健康マネジメントの優先順位が低い人に「定年後、何をされますか？」と同じ質問をすると90パーセント、「そろそろ、考えないとね」と判で押したような答えが返ってきます。

健康マネジメントは「自分が何歳のときに何をしたいかを決める」ことで効果が上がります。

そのために逆算すると、今から取り組むべきことが見えてくるのです。

The Seven Minds

3 行動の「選択基準」を持っている

健康な人と不健康な人では、それぞれ未来のビジョン（やりたいこと）に照らし合わせた、現在の行動の「選択基準」が違いました。

香港で英国プルデンシャル生命のマネージャーから聞いた言葉が忘れられません。「みんな、保険の意味を勘違いしている。『保険に入れば人生が安心』なのではない。**毎日の生活に気をつけることが最大の保険**なんだ。だから私は日本食を食べるし、積極的に運動もする」

健康を意識している人は階段を見ると迷いなく駆け上がっていきます。「未来にやりたいことがあるから、日々の生活で運動量を少しでも増やしておこう」という考えが染みついているのです。階段があったら「ラッキー」と思いながら、軽やかに上っていきます。

一方、不健康になりがちな人は「どんなに遠回りをしても」エレベーターを探します。理由は「疲れるから」。食事をするときも、**健康な人は、自分の健康を形づくる**

ものを選択し、不健康な人は、自分の食べたいものを選択します（たとえそれが、脂質まみれであれ、糖質まみれであれ）。

この価値基準は、介護時代にお会いした高齢者も、香港でお会いした欧米のビジネスマンも変わりません。その人それぞれに、行動を選択するときの基準があるということです。そして、その基準は、未来のビジョンによって決まっているのでした。

The Seven Minds

4 「習慣」にしている

健康な人と不健康な人は、「未来のビジョン」に行動の「選択基準」を照らし合わせた結果、「日々の習慣」が違いました。

習慣とは、行動を選択し続けた結果、固定化された行動パターンです。その意味で**私たちの今の状態は習慣の集大成**とも言えます。

よくモデルさんたちが、テレビのインタビューなどで「キレイの秘訣はなんですか？」と聞かれると、「特別なことはやっていません」などと答えます。しかし、日々の生活を詳しく聞かれると、食事、ストレッチ、歩くスピード、姿勢など、さまざまな場面で「ちょっとした工夫」を積み重ねていることがわかってきます。

見ている方は「『何もしていない』とか言って、こんなに努力しているんだ！」と思うかもしれません。ポイントは、**本人たちにとってそれは、朝起きたら歯を磨くのと同じレベルの「習慣」になっているので、何の苦にもなっていないことです。**

大切なのは、日々体によい習慣を**「意識して選択」**していくこと。それがやがて無意識の習慣に変わります。

時々「これさえ飲めば、一発でやせられる」と魔法のような薬／サプリメントを探している方がいます。そのような新薬はもちろんありませんが、仮にそういうものができて、一時的にやせたとします。しかし、行動習慣が変わらない限り、必ずまたもとのメタボな体に戻ってしまうでしょう。

毎日コツコツとほんの少しでも健康に「よい選択」をしていくことで「よい習慣」になっていきます。

私たちの生活は「選択→行動→結果」の連続。

自分のライフスタイルの中で、よい選択→よい行動→よい結果のサイクルを回していきましょう。

The Seven Minds

5 健康マネジメントは「長期投資」と考えている

健康マネジメントは長期投資である。

これは、先ほどご紹介した香港で懇意にしていたＨＳＢＣの資産運用エグゼクティブから教わった考え方です。

健康マネジメントを長期投資と考えるべき理由は２つ。

１つ目は、すぐに成果を求める短期投資ではなく、長期投資と捉えることで、ストレスなくゆったりしたスタンスで構えられることです。

「今日牛乳を飲んだから、明日には骨が固くなる」と期待してはダメ。日々の正しい選択を長期スパンで続けることで、**「利益」が生まれてゆくゆく大きな実りとなり、収穫できます**。

２つ目は、**投資であるからには情報収集が大切ということ**。健康についての最新情報を常にアップデートするのです。資産運用の専門家らしいたとえですが、まさに健康マネジメントの核となる考え方です。

たとえば、人の細胞の生まれ変わりには一定の時間がかかります。20代までの若い時期は新陳代謝の働きが活発で、常に新しい細胞で体が構成されていますが、歳を重ねるごとにこの新陳代謝のペースが落ちてきて、古い細胞が新しい細胞になかなか置き変わらなくなってきます。これが「老化」の始まりでもあります。

肌は、20代では約28日周期で細胞が入れ替わると言われています。胃腸は5日周期、心臓は22日周期、筋肉は60日周期。そして最も時間を要するのが骨の代謝で、すべて入れ替わるまでに3年もの時間を要します。

新しい細胞が生まれるときの原料となっているのが、まさに私たちが日常口にしているものです。

私は介護事業に携わっている際に、骨がスカスカになりガラス細工のようなもろさになる「骨粗鬆症《こつそしょうしょう》」の高齢者にたくさんお会いしてきました。しかし高齢でも若い頃から意識して運動をして、骨の形成をサポートするカルシウムやビタミンK、Dなどをとられている方は、年齢を重ねてもずっと健康でした。情報収集をして、それに基づいた長期投資をしてこられた賜物《たまもの》です。

健康マネジメントをしている方は、口にするものは一時の欲望のためではなく、やがて自分の血肉になるものを「今、選択している」という意識を持っています。

一方、不健康な人がやろうとする健康法は、共通して「短期決戦型」です。健康診断前や水着を着る夏になると慌ててダイエットをし、ジムに行ったりダイエットサプリを大量に飲んだりします。こうした短期決戦型はコストがかかるだけではなく、体への負荷も大きくなります。結果として体を絞れても、同じ速さでリバウンドしてしまうのです。

30代のあなたはハイリスク・ハイリターンの短期型ではなく、食事・睡眠・運動のポートフォリオを組み、正しい長期健康投資にシフトしていきましょう。

The Seven Minds

6 柔軟な考え方。素直に行動できる人

何度もダイエットにチャレンジはするものの、思うような結果が出ず、永遠に同じループから抜け出せない人がいます。**何度もダイエットにチャレンジしなければならないのなら、そのやり方が間違っている可能性が高い**と考えなければなりません。

自分のやり方が結果に結びついていないのであれば、柔軟に方向転換し、新しい（正しい）やり方を探すことも大切ではないでしょうか。

香港のビジネスマンで、毎朝ランニングをしている方とよくお話をしました。彼は50代でしたが、30代の頃から早朝のランニングを習慣としていました。

数年続けた頃、ランニングのイベントに参加し、インストラクターに自分の走りを見てもらい、驚いたそうです。

走るのにフォームも何もないと思っていたのが、クセを指摘してもらって正しいフォームに修正した途端、それまでよりも楽に長距離が走れるようになったと言います。

「あれは目が覚めるようだったよ（Eye-opening）」と笑っていました。

30代にもなり過去の習慣を軌道修正するのは難しいかもしれません。しかし、40代、50代に向けてビジネススキルはまだまだ伸びるのですから、今、健康管理の方法を変えておく将来のメリットは計り知れません。ぜひ、正しいと思う考え方は素直に取り入れ、行動に移す「勇気」を持ってください。

The Seven Minds

7 部分ではなく、「まんべんなく」底上げする

世の中にあふれる健康読本は「○○さえすれば、長生きできる！」のようなキャッチーな文言だらけです。「○○さえすれば」はとても耳障りのよい魔法のテクニックに聞こえます。しかし実際は、何か1つだけですべてうまくいく、ということは残念ながらありません。

香港時代に懇意にしていた中医のドクターから、「ヘルス（Health）」の語源は「全体（Whole）」を意味する「ホルス」と教わりました。だから、少しずつでいいから「部分ではなく、まんべんなく」健康マネジメントに取り組むことが大切だと。

最短で最大のパフォーマンスを引き出すために必要なのは、**「食事」×「睡眠」×「運動」の各分野を「全体的」に少しずつ底上げしていく**ことです。どれか1つを突出させても、ほかのどれかがゼロやマイナスだと、意味をなしません。

時々、食事も運動も気を遣っているが睡眠時間が極端に短いという人がいます。これでは、脳や体を修繕《しゅうぜん》してくれる成長ホルモンも出ないため、やがて半うつ状態になっ

てしまいかねません。いざというときに踏ん張りがきかず、非効率的な取り組み方とも言えます。

逆に、睡眠をたっぷりとっていても暴飲暴食をしていては、血管は傷つきボロボロになってしまいます。運動だけしていても、6大栄養素をバランスよくとらなければ、逆に筋肉を縮小させてしまいます。

大切なのは、何か1つではなく、少しずつでもいいので全体をバランスよく底上げしていくことなのです。

プロ野球オリックス・バファローズの森脇浩司《ひろし》監督は、2014年2月の宮古島キャンプでの会見で、「底上げで一番大事なのは、個々のレベルに磨きを掛けること。個々の集合体がチーム」とコメントしていました。その後のシーズンで、チームは優勝こそ逃したものの前年の5位から2位へと大躍進を果たしました。

ビジネスでも健康でも同じことが言えます。食事・睡眠・運動の一つひとつの質の底上げを行なっていきましょう。

以上、健康マネジメントに取り組むうえでの「考え方」を7つご紹介しました。

あなた自身にいくつ当てはまっていたでしょうか。

もし少なかったとしても、大丈夫。それはより健康になる「伸びしろ」があると考えてくださいね。

スマートフォン各社が心拍数、歩く距離などが計測できるスマートウォッチを発表し、うどんの麺に食物繊維が練り込まれ、トクホ（消費者庁の許可を受けた特定保健用食品）のコーラが発売されたように、今後あらゆるビジネスに健康は関連してくるでしょう。

会社の核となる30代のビジネスリーダーが、「健康」についてアンテナを張っておくことは、**自身の健康管理に役立つだけでなく、チームや会社のためのアイデアの素になる可能性も大**です。

次の章から、いよいよ具体的な実践のルールに入りますが、本章の7つの「考え方」がいつでもそのベースになります。

ぜひ折を見て読み返し、指針としてください。

CHAPTER

2

7つの食事習慣

EATING

The Seven Habits of Eating

なぜ、食事から取り組むのか

「1に運動、2に食事、しっかり禁煙」

これは、厚生労働省が生活習慣改善のために掲《かか》げたスローガンです。日本人はあまりにも運動習慣を持つ人が少ないため、禁煙を差し置いて一番はじめに、運動がきたそうです。

健康マネジメントにもあえて優先順位をつけるなら、最も大切なのは運動だと私も考えています。長年、高齢者の介護に携わってきた経験から、運動が健康に対して一番「テコの原理」が効く実感もあります。

しかし本書ではあえて、食事を一番はじめに持ってきました。

理由は2つあります。

1つ目は、食事マネジメントは睡眠・運動に比べほんの少し意識するだけで無理なく取り組め、**「体が軽くなった」という実感が得られやすい分野**だからです。

運動習慣のない方がいきなり運動から取りかかるとどうなるか。体感が生まれる（体重が減る）まで時間がかかってしまい、継続するためのモチベーション維持が難しくなります。「健康マネジメントに取り組んでみたが、結局はやめてしまった」という事実ができると、その後の取り組みについても苦手意識ができてしまいます。

2つ目の理由は、**体が重いまま運動を始めると、膝・腰にかかる負担が重く、故障につながる可能性が高い**からです。仮に自分の適正体重より3キロ多く脂肪がついているとしましょう。それは、3キロの「おもり」を抱えて運動をするのと同じです。

帝京大学整形外科の中川匠《たくみ》教授によると、**ジョギング時は膝への負担が体重の3～5倍になる**そうです。

適正体重60キロの人が走ると、膝には180～300キロの負担。さらに3キロ余分な脂肪がついていると、3キロ×3～5倍で、9～15キロの負担が追加されてしまう計算になります。これでは、軟骨や筋を痛めてしまうのも無理ありません。

運動習慣がない場合は、まず食事マネジメントをし、体重が軽くなってから徐々に運動を始めていきましょう。

なお、私の専門分野はサプリメントですが、この食事編ではサプリメントについては言及せずに、5章にまわします。

サプリメントはあくまでも補助食品。健康への取り組みを木にたとえるならば、枝葉の部分です。**まずは、日常生活のなかで、本質的な根や幹の部分を健康にするアプローチから始めるべきだからです。**

この食事編では、お金も、ストレスもかからない、今まで通りに暮らしながらほんの少し意識するだけで実践できる「7つの食事習慣」をお伝えしていきます。

今までダイエット本を読んだり、食事制限に取り組んできた方は、「食べる量を減らすのか⁉」と身構えてしまうかもしれませんが、ご安心ください。

「食事制限ダイエット」は一切ありません。ほんの少しの工夫だけで、ラクラクと本来の体重に戻っていく変化を楽しみにしていてください。

変化を楽しむために、ここで2つの準備をやっておいてください。

まず、自分の適正体重の計算です。BMI（Body Mass Index）と呼ばれる「身長と体重のバランスを表す指標」を参考にするとよいでしょう。

適正体重＝身長（メートル）×身長（メートル）×22

というのがその計算式です。私の例で言えば、身長170センチなので（1・70×1・70）×22で63・5キロとなります。あくまでもおおよその目安ですが、具体的な数値目標があると、それに向かう楽しみも増えます。

自分の適正体重がわかったら、次に**カレンダーを1つ準備**してください。これがあなたの**健康づくりのパートナー**になります。

毎朝、体重計で体重を測ったら、「その数値をカレンダーに書く」ことを習慣にしてください。

手帳や、スマートフォンのメモ機能でも構いません。

この小さな行為が、日々の小さな行動を軌道修正していくバランサーになります。プロセスを楽しみながら、ゆったりと2~3か月後の結果を楽しみにしていてください。

では、具体的な取り組みをご紹介していきましょう。

第1の食事習慣

太らない食べ方の秘訣は「順番」にあり

ベジタブルファーストで胃の中に「防波堤」をつくる

「運動は苦手。食事制限も無理！」という方にピッタリな習慣からご紹介しましょう。

「食べる順番」を変える。たったそれだけの方法です。

この新習慣がビジネスマンに向いている理由は、

①今日から実践できる

②食べる量を減らさなくてよい

③接待などの外食時も実践できる

という、タフに働きながらでもきわめて実行に移しやすい手法だからです。

やり方もシンプルで、**「野菜→肉・魚→白米」の順番に食べるだけ**です。これを成分で言い換えると、**「食物繊維→脂質・タンパク質→炭水化物」**となります。

まずは、NGの例から見てみましょう。胃が空っぽの状態で炭水化物（白米、パン、うどん）をとると、**血糖値が急激に上がります**。すると、それを正常な状態に戻そうとするホルモン＝インスリンが分泌されます。このインスリン、余った糖質を「脂肪」に変える働きを持つため**別名「肥満ホルモン」**とも呼ばれているほど。

ですから、「あー、おなか減った！」と空腹時に白米ばかりをかき込めば、肥満一直線となってしまうわけです。

この肥満ホルモンの分泌を穏やかにするためには、まずは、たっぷりの野菜を食べ、その次に肉・魚を食べていきます。

白米＝糖質を食べる前に、胃の中に「食物繊維の防波堤」をつくってしまうのです。「レディファースト」ならぬ**「ベジタブルファースト」**と覚えてください。

懐石料理も西洋のコース料理も、まずは野菜、次に胃を温める椀物・スープ、そしてメインの肉や魚、最後に炭水化物という順番になっています。歴史に鍛えられてきた「食べる順番」には、健康上の意味もあるのでしょう。

とはいえ、昼食が同僚との付き合いでラーメンになったり、ミーティングが詰まっていておにぎりで済ませなくてはならない状況もあるでしょう。

そんなとき私がお勧めするのは、**食事の前に「青汁」を飲むことです**。

青汁はドラッグストアでお手頃な価格で販売されています。野菜の補給にもなりますし、あらかじめ胃の中に食物繊維の防波堤もつくれるので、安心して食事に出かけられます。

健康メモ

血糖値が安定すると食後の眠気もなくなる

さて、この「食べる順番」健康マネジメントを始めると2つの変化が見られます。

1つ目は、たったこれだけでも体重が徐々に適正体重になっていくこと。

2つ目は、血糖値の乱高下がおだやかになることです。血糖値が安定してくると、体への負担が減るため、食べたあとに眠くなることが少なくなります。

まずは「ベジタブルファースト」の習慣を、ランチから始めて3か月は続けてみましょう。ベルトの穴が昔の定位置に戻っていく快感を味わえるはずです。

第2の食事習慣
米は「炭水化物ではなく糖質」と心得る
夕食の「ハーフ白米」で、若さと体の軽さを手に入れる

「食べる順番」に続き、体重が適正体重に戻り、活力がある状態で翌朝目覚められるコツをお伝えしましょう。

それは夕食時の白米を「茶碗半分」を目安に、いつもよりも軽めにすることです。

白米＝炭水化物ということはご存知だと思います。

でも、炭水化物＝糖質＋食物繊維ということはご存知でしたか？

たくさんの栄養素が残っている玄米だと話は別ですが、精米された私たちが普段食べている**白米は約75パーセントが「糖質」**なのです。

糖質はすぐ使えるエネルギーになるため、体をよく使っていた昔の生活スタイルで

は適正に消化できていました。しかし、体を動かさなくなった現代の日本人にとっては、**この炭水化物（≒糖質）が「過剰摂取」になってしまっています。**

英医学誌ブリティッシュ・メディカル・ジャーナル（British Medical Journal）で、ハーバードの研究者が、白米を食べ過ぎると糖尿病になる可能性を指摘しています。

また、全米健康調査（NHANES）によると、1971年の肥満率は14・5パーセント。その際の3大栄養素の摂取比率は、それぞれ糖質42・4パーセント、脂肪36・9パーセント、タンパク質20・7パーセントでした。2000年に同じ調査をしたところ、肥満率は30・9パーセントと倍増。摂取比率は、糖質49パーセント、脂肪32・8パーセント、タンパク質18・2パーセントでした。

つまり、**脂肪分が減って糖質＝炭水化物の摂取量が増えた結果、肥満は倍になった**というわけです。

まだ精力的に働かれている皆さんは基礎体力があり、糖尿病と言われてもピンと来ないかもしれません。しかし、私が介護時代にお会いした高齢者の方々には、糖尿病を原因として足を切断したり、動脈硬化から寝たきりの生活を送っている方がたくさんいました。見ていて痛々しくなるほど苦労しながら、老後の生活をされていたのを思い出します。糖質の過剰摂取は、先送りできない問題です。

また、夜は代謝が落ち、日中と比較するとエネルギー消費量は減る一方です。しかし夜食べたエネルギーの吸収効率は昼間と比べて2～3倍にも高まります。必要以上の糖質は、内臓脂肪に早変わりしてしまいます。

そうした問題が、**晩ご飯の白米を半分にすることで大部分解決してしまうのです。**

夜の腹八分目が習慣になってくると内臓への負担が減るため、朝の胃もたれがなくなり、目覚めがよくなります。また、体重も目に見えて適正体重に近づいていき、最近は体の調子がいいな、という実感も得られるでしょう。

それに、「食べる順番」と組み合わせ、先にご飯ばかり食べないように意識することで、自然とご飯の過剰摂取は減っていくはずです。一気に取り組まず、徐々に新しい習慣を取り入れていきましょう。

健康メモ

夜の炭水化物を減らし、朝の体の軽さを手に入れよう

第3の食事習慣

エンプティ・カロリーに手を出さない

日本人が誇る健康なランチとは？

香港でよくレストランに来てくれて、懇意にしていた方に、スタンダードチャーター銀行の融資担当者がいました。30代半ばの香港人で、日本に留学経験があり、日本の定食が大好きだと言っていた彼。「ファーストフードは食べない」とも公言していました。

その理由としてあげていたのが、「ファーストフードは、エンプティ・カロリー(Empty Calorie)だから」。

エンプティ・カロリーとは、カロリーだけが高く栄養素が空っぽの食品を指す言葉です。

ファーストフード食品、スナック菓子、アルコール飲料、炭酸飲料、ケーキなどがその代表格。

ビジネスマンでも、メタボを防ごうと「カロリー」を過度に気にする人がいますが、あまり得策とは言えません。

ほんの一例をあげてみましょう。たとえば、ひと口に100カロリーと言っても、コーラの100カロリーもあれば、鳥のささみの100カロリーも、バターの100カロリーもあります。

コーラは「糖質」、ささみは「タンパク質」、バターは「脂質」と、それぞれは全く異質です。カロリー制限ができているからと言って、それだけを気にしていればいいのでしょうか。

間違ったダイエット方法でカロリーのみを気にしている人は、必要な栄養素がとれていないので、代謝や排出の効率が下がってしまいます。

結果、どうなるでしょう。

●エンプティ・カロリーがあなたをハンプティ・ダンプティにする

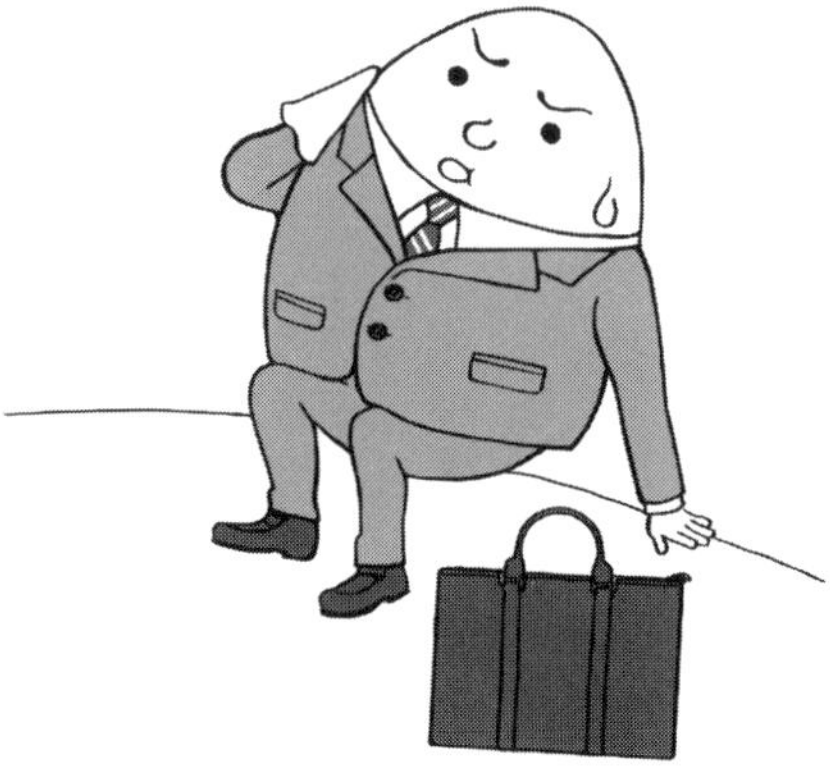

内臓脂肪がたまり『鏡の国のアリス』に出てくるビア樽体形の「ハンプティ・ダンプティ」のようになってしまいます。

ちなみに、男性で腹囲85センチ以上ある人は、内臓脂肪が過剰になっている可能性も。

皆さんの周りにもカロリーを気にしている割には、肌の色つやも悪く太っている人はいませんか？

大切なことはカロリーよりも「栄養素の有無」なのです。

常に意識してとりたいのは、6大栄養素です。

まずは炭水化物、脂質、タンパク質の3

●ランチでとりたい「6大栄養素」

分類	エネルギーになるもの	体をつくるもの	体の調子を整えるもの
栄養素	**炭水化物、脂質**	**たんぱく質、ミネラル**	**ビタミン、ミネラル、食物繊維**
食品	穀類、油脂、いも類、砂糖	肉、魚、大豆、卵、牛乳、乳製品	野菜、果物、きのこ類、海藻類

大栄養素。そして、ビタミン・ミネラルを加えた5大栄養素。

さらに排出、血糖値上昇を抑えてくれる食物繊維を加えたのが6大栄養素です。

中学校の家庭科の授業で教わったときは、「ふーん」で終わっていた人も多いでしょう。でも、厳しいビジネスの世界で戦うようになり、体のケアを考え始めたあなただからこそ、この基本をおさらいしておいてください。

6大栄養素は、体をトップコンディションで保つためにも「不可欠な栄養素」なのです。

余談になりますが、私は20歳の頃、大学

を休学して1年間アメリカを回りました。小中高校で日本の文化を紹介するボランティア活動をしながら全米を旅行したのです。

あるとき、中学校近くのファーストフード店の横に面白いポスターを見つけました。おそらく健康を推進する団体が掲示したものなのでしょう。

そこには大きく、

「あなたは、自分が食べたものでできている（You Are What You Eat.）」

の文字とともに、でっぷりと太った子供たちがハンバーガーとフライドポテトを持ったイラストが描かれていました。「まさにその通り！」と思わず手を打ったのを覚えています。

動物性脂肪、トランス脂肪酸まみれでカロリーばかりが高く、栄養素がないファーストフードを避けるのは当然として、6大栄養素をとれる食事とは何でしょう。

答えは簡単です。

季節の食材をふんだんに盛り込んだ「日替わり定食」。日替わり定食を食べられることは、私たちが気づきにくい、日本で暮らす健康上の大きなメリットなのです。

● 季節によるキャベツの栄養価の違い

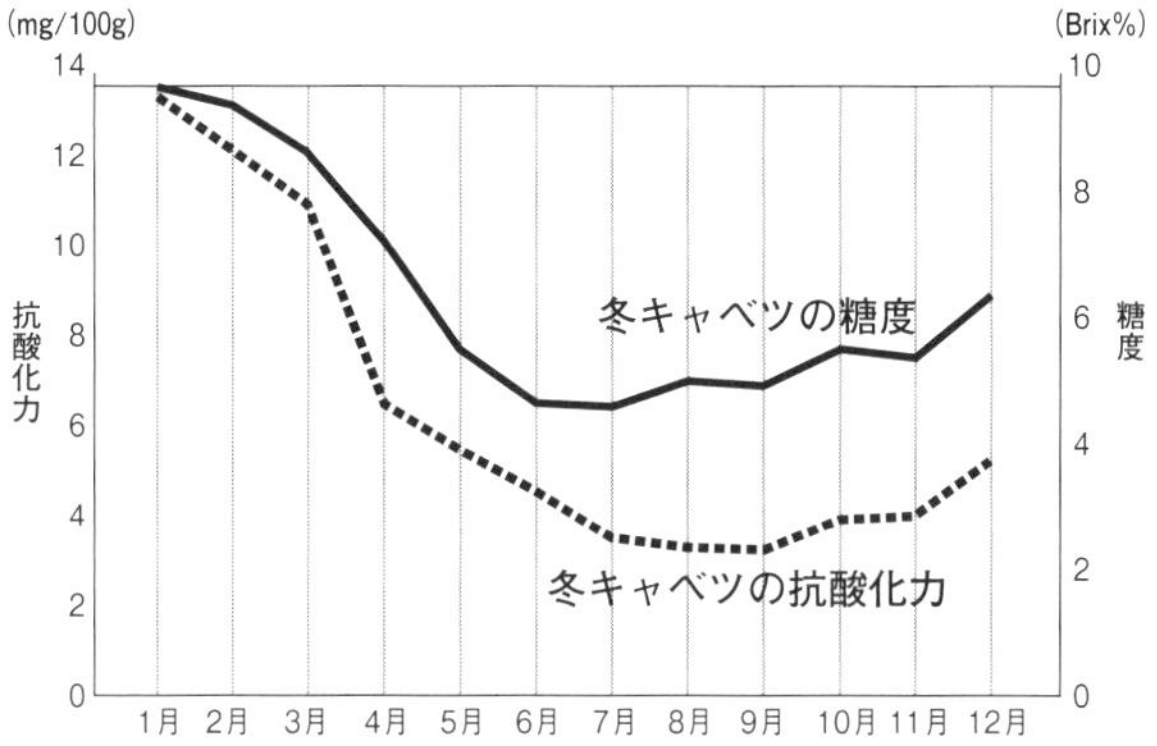

デザイナーフーズより

香港のレストランで食材を扱っていたときに痛感しましたが、旬《しゅん》の食材は美味しくてエネルギーが違います。抗酸化力も強く、アンチエイジングの視点からもお勧めです。

ほんの一例をあげればキャベツ。定食ではお馴染みですが、このキャベツにしても、旬の時期には栄養価が違います。

また、日替わり定食により、魚と肉をバランスよくとることができます。魚・肉から得られるタンパク質はアミノ酸に分解されて体の構成要素となります。このアミノ酸もバランスよく魚や肉からとったほうが体にはいいのです。

定食をチョイスしていれば、最低限、魚か肉、野菜、ご飯、味噌汁がついてきますから、6大栄養素の基本はバランスよく押さえられるはずです。

立ち食いそばや、コンビニ弁当、ファーストフードではなく、**日本のビジネスマンの味方、「定食」を食べにいきましょう**。

ただし、定食屋にもチェーン店から、地元密着のお店がやっているものまでさまざま。どのお店に行くかは「あなたは、自分が食べたものでできている」の視点で選んでください。

健康メモ

旬の食材は栄養価が高い

第4の食事習慣
ランチでは「アンチエイジングの王様」を頼め
「アスタキサンチン」で体内の酸化を防ぐ方法

北海道に3年間ほど住んでいたことがあります。北海道の鮭《さけ》の漁獲高は日本全国の70パーセントと圧倒的な量を誇り、鮭を使った料理が実に豊富です。石狩鍋《いしかりなべ》、鮭のホイル焼き、鮭のちゃんちゃん焼きなど、私もさまざまな料理を楽しんだものでした。

実は、この鮭に生活習慣予防につながるとても貴重な成分が含まれていることが、近年の研究でわかってきています。

皆さんは、**アスタキサンチン**という名前に聞き覚えはありますか?

これは鮭に豊富に含まれている抗酸化成分です。北海道に住んでいるとき、鮭が産卵のため千歳川《ちとせがわ》を遡上《そじょう》するところを見たことがありますが、「迫力!」のひと言。**激**

流に逆らって産卵のため上っていくパワーをサポートしているのがアスタキサンチンです。

でも、それが人間の体にどう影響すると言うのでしょう？

私たちの体内では、呼吸をするたびに、体を酸化させる（サビさせる）原因となる活性酸素がわずかですが発生しています。激しい運動をすると、この活性酸素が体内で過度になってしまうため、筋肉組織を破壊し疲労を感じます。

これを除去できないと肌の老化や疲れなど、体の不調を引き起こしてしまいます。活性酸素による酸化は、体内で自覚できない問題も引き起こします。血中の脂質異常が起きたり、悪玉ＬＤＬコレステロールが血管壁に蓄積されてこびりついてしまう――これが動脈硬化を引き起こす直接的な原因になるのです。

土管に汚水がたまり、内壁にこびりついていく様子をイメージしてください。これが血管を「硬く細く」して老化させます。この老化を防いでくれるのが、アスタキサンチンなのです。

ビタミンＥの５００倍のパワーを持つと言われるアスタキサンチンには、強力な抗酸化作用で血管を老化から守ってくれる力があるのです。鮭があれだけ激しい運動をしながら川を上りきれるのは、アスタキサンチンの力があるからだったのですね。

そのパワーを享受して疲れを除去すべく、ランチメニューに鮭定食があれば週に1回は選ぶようにしてみてください。

また、定食には、さらに追加すべきスーパーフードがあります。

「納豆」です。

納豆にはナットウキナーゼという成分が豊富で、ナットウキナーゼ協会のヒト試験レベルの研究発表からも、血圧降下作用、血流改善作用、血小板凝集抑制《けっしょうばんぎょうしゅうよくせい》作用などが報告されています。

ネバネバ成分で糖質をコーティングし、吸収を抑える**納豆は、GI値（血糖値の上昇のスピード）を下げてくれるだけでなく、血管中のつまり＝血栓を溶かしてサラサラにし、血圧も下げてくれる効果がある、一石二鳥も三鳥も狙える食品**なのです。

「人は血管とともに老いる」

とは、アメリカの内科医ウィリアム・オスラー博士の有名な言葉です。意識の高いあなたはぜひ、**血管をケアする食材**を意識して選んでください。

そうした食材のヒントとして、「オ・サ・カ・ナ・ス・キ・ヤ・ネ」。「お茶」「魚」「海草類」「納豆」「酢」「キノコ類」「野菜」「ネギ類」と覚えておくといいでしょう。

余談になりますが、納豆には骨を強くする成分ビタミンKも豊富に含まれています。日本の大腿骨骨折の分布図を見てみると、納豆を食べる食習慣が少ない和歌山県は骨折が日本一多く、逆に納豆の名産地・茨城県は日本一骨折が少ない県となっています。冗談のような話ですが、医食同源とはまさにこのことですね。

お昼の定食屋では、積極的にアンチエイジングの王様「鮭」のアスタキサンチンパワーや、納豆パワーを取り入れて、日々血管をケアしていきましょう。

健康メモ

疲れの除去は血管のケアから

第5の食事習慣
「コーヒーフレッシュ」は、入れない

NG食材を知っておく

ここまでの項では体によい食べ方を取り上げてきましたが、ここで体に悪い「NG食材」をご紹介しておきたいと思います。

これはヘルスプロモーションとリスクリダクションの2つのカテゴリーのうち、リスクリダクション、つまり「健康に害のあることを減らす」習慣です。

避けるべき代表例は、最近テレビでも話題になっている**「トランス脂肪酸」**です。

トランス脂肪酸は、スナック菓子やファーストフードの揚げ物のサクサク感や、コンビニで売っているようなパンにもふわふわの食感を生み出すために使われています。これを摂取しすぎると、冠動脈疾患《かんどうみゃくしっかん》を引き起こす心臓リスクが高まってしまうのです。実際、世界各国ではすでに全面禁止の方向で動いています。

私が香港で日本食レストランのマネージャーをしていたとき、年の頃40前後のクレディスイス証券のビジネスマンがランチによく来店してくれていました。

彼が食後のコーヒーはいつもブラックで飲んでいたので、「ミルクは入れないのですか?」と聞くと、返ってきたのは**「それはミルクじゃない、トランスファット（Trans Fat）だ」**という答え。そのとき初めてトランス脂肪酸というものを知ったわけですが、**コーヒーフレッシュの正体は水素添加された植物油脂、つまり「油」**なのです。

この油、どんな作用を私たちに及ぼすのでしょうか。背筋がうすら寒くなるデータがあります。

米国オレゴン・ヘルス&サイエンス大学のG・L・ブラウン教授によると、104人の健康な高齢男女の脳の萎縮と30種類の栄養素の関係を調べたところ、トランス脂肪酸が高レベルな場合は認知機能検査の成績が悪く、脳が小さかったとのことです。

コーヒーフレッシュの例が示す通り、普段、**私たちは驚くほど食べるものに無頓着で、不必要なものをせっせと摂取しています。**裏を返せば、無理なダイエットなどしなくても、「体に害になるものはとらない」と決めるだけでグンと体への負担は軽くなるわけです。

どうか、**「食べる前にほんの少し考える」**という習慣をつけてください。

「この食べ物は、体にも脳にも害になるものだ。これを食べたら、自分の健康を損ねることになる。そこまでして本当に食べたいのだろうか」

それでも食べたいと思ったら、食べてもOKです。ガマンしすぎて逆にストレスになるのもよくありませんからね。ただ、考える習慣がつくことで、その「体に悪い食べ物」を食べたいという気持ちは自然と薄れていくでしょう。

もう1つ、「その食材はすべて平らげる必要があるか」という視点も身につけてください。

私たち日本人は、「もったいない」という言葉とともに、小さいときから食事を残さないようにしつけられます。それはもちろん大切な心構えですが、自分の健康寿命を縮めてしまっては、何がもったいないのかわからなくなってしまいます。たとえば、ミーティングで出されたお菓子をどうするか。

香港のモデルさんたちの話を聞くと、待合室に美味しそうなお菓子が置いてあると、隣の人と半分にして分け合うなどしてひと口は楽しみ、すべて食べ切りはしないそうです。

あれもダメこれもダメという禁欲的な生活はなかなかできません。しかし**「体によくないものの量を減らす」**ことからなら無理なくスタートできるはずです。

香港の代表的なスポーツジムには、体を動かすための施設なのにもかかわらず、「普段の食生活が、あなたの体形になる（What you eat in private is what you wear in public.）」

という格言が「入口」に掲げられていました。

私たちの体は常に破壊と再生を繰り返しています。それは肌であれ、内臓であれ、筋肉であれ、骨であれすべて同じです。

何度も繰り返しますが、今のあなたの体は親からもらった健康貯金によって保たれているものかもしれません。しかし、それが破壊されたあとは、あなたが「今」食べているもので、体を再生していきます。そのときの栄養となるものを口にしているでしょうか？

左にトランス脂肪酸を使っている代表的な食べ物を記しておきました。参考にしてみてください。

・調味料　：マーガリン、コーヒーフレッシュ、マヨネーズなど
・お菓子　：ケーキ、アイスクリーム、菓子パン、ポテトチップスなど
・レトルト：カップ麺、インスタント麺、シチュー、カレーのルウなど
・ファーストフード：チキンナゲット、フライドポテトなど
・冷凍食品：ピザ、から揚げ、コロッケ、天ぷらなど

健康メモ

どうしてものときは、「食べ切らずに残す」という選択肢を持つ

第6の食事習慣

噛む回数を意識して増やす

「あと15回プラス」で、シャープな脳とスリムな体に

私が介護の仕事をしているとき、ふとあることに気づきました。

「あれ？　寝たきりの高齢者は、平均して歯が少ないぞ――」

また寝たきりでなくても、歯が失われていくと急激に認知症状が進んでいきました。

訪問歯科のドクターから「あなたもこうならないように、**最低30回しっかり噛《か》むことを習慣にしなさい**」とアドバイスされたのをよく覚えています。

それまで「噛む」という行為を全く意識していなかった私が、意識して噛む回数を増やすようにしたのはそれからです。

皆さんも「食事はゆっくりよく噛んで食べましょう」と聞いたことがありますよね。でも、自分が1回の食事で何回ぐらい噛んでいるか知っていますか？　「そんなの数えてないよ」という人がほとんどでしょう。

実は、**現代に入り私たちの「噛む回数」は、極端に減ってきています。**

1回の食事でどれぐらい噛んでいるかを調べた、神奈川歯科大学元教授の齋藤滋《しげる》さんの研究によると、鎌倉時代は約2645回、江戸時代で約1465回。**現代は――なんと、約620回と、江戸時代から比較しても半分以下**、鎌倉時代からは4分の1になってしまっているのです。

分刻みのビジネス環境や、さっと食べられる立ち食いそばやラーメン、安い、旨い、早い丼ものなどが増えてきたことも要因かもしれません。

しかも、昼食に時間をかけられない第一線のビジネスマンなら、「現代人の平均」より、さらに噛む回数が少ない恐れすらあるのです。

この「噛む回数」と「食べるのにかける時間」の減少は、食べ物を十分に咀嚼《そしゃく》しないまま「丸飲みに近い状態」で胃に流し込んでいることを意味します。

工場で言えば、前工程が未完成なままで次のラインに流していくようなもの。この悪しき習慣を変えなくてはなりません。

「トヨタ式の仕事術」のなかに、「隣の部署はお客様」という理念があると聞きました。次の部署が受け取りやすい状態で仕事を仕上げることを表した言葉です。

私たち自身の体にも同じことが言えます。口で「噛む」という仕事をしっかりしたあと、次に、胃で「消化する」、さらに腸で「吸収する」。この仕事の役割分担ができるよう、まずは入口でしっかり噛むことを意識していきましょう。

しっかり噛むことのメリットは大きく3つあります。

1つ目は、咀嚼すると**唾液と食べ物が混合され消化力が高まる**こと。この結果、胃腸への負担が軽減され、良質の栄養を体に送り込んでいけます。

2つ目は、咀嚼の動作に**脳細胞の活性化も促進する**効果があることです。2012年の日本医師会報告書で、咀嚼機能の低下が認知機能の低下を招くことが報告されています。食べ物をよく噛まずにぐいぐいと胃に流し込む食べ方は、胃腸に負担をかけるだけでなく、ビジネスマンの「脳力低下」まで招きかねません。

トランス脂肪酸が脳に及ぼす悪影響の話を思い出していただければ、冷凍食品やカップラーメン、ポテトチップスなどを好み、なおかつ食べるのが早い人は、かなり「脳に悪い」生活をしているとわかると思います。

3つ目は、意外なポイントかもしれません。実は、**噛むこと自体に「歯を守る効果」があるのです。**

よく噛むと唾液がたくさん出て、口の中をきれいにします。この唾液の働きが虫歯や歯周病菌を防いでくれるのです。

下の前歯に虫歯が少ないのも、常に唾液に浸かっていることで、殺菌効果を受けているから。私たちが高齢になっても美味しいものを楽しめるよう、今の歯がすべて残っている状態を目指しましょう。

朝の忙しい時間やランチタイムは難しいと思いますが、夕食だけでも飲み込む前に**「あと15回」**噛んでみてください。

私たちは平均して15回は噛んでいますので、それと合計で30回に増やすのが目安。これで、胃の負担も軽くなり消化もよくなります。

ロシアの男子フィギュアスケート、エフゲニー・プルシェンコ選手をご存知の方も多いと思います。オリンピックをはじめ、多くの世界的な大会で優勝経験を持つプルシェンコ選手も、食事の際は30回以上咀嚼しなさいと専属ドクターからアドバイスを受け実践しています。

偉業を成し遂げる人ほど、小さな積み重ねを大切にしているもの。早速、次の食事から始めてみましょう。

健康メモ

よく噛むと、胃にも脳にも歯にもメリットがもたらされる

第7の食事習慣

飲み会対策は、その日のランチから始める

楽しく飲んで太らないためにやっておくこと

7つの食事習慣の最後に、ビジネスマンが避けては通れない「飲みの席」での健康マネジメントについてお話しします。

まず基礎知識から。アルコールをメインで処理するのは、「人体の化学工場」とも呼ばれる肝臓であることは皆さんもご存知でしょう。

肝臓には毎分1000~1500ミリリットルもの血液が流れ込み、栄養素の分解、合成、貯蔵や、脂肪を分解させる胆汁《たんじゅう》の生成、アルコールの解毒など実に500を超える働きを担っています。大きさも臓器のなかで最大。それだけに、プラスにも、マイナスにも人体に大きな影響を与えます。

また、肝臓は「沈黙の臓器」と呼ばれています。不調に気がついたときには手遅れで修復不能……という怖いケースも。

時代とともに食事が西洋の影響を受けたため、糖質・脂質・タンパク質の代謝や、アルコールを無毒化する解毒作用など、肝臓への負担は高まる一方です。

日本人間ドック学会が実施する「人間ドック全国集計」を見ると、肝機能異常が1984年に10パーセントだったのが、2012年には32・4パーセントと約3倍に増えています。**まず、現代ビジネスマンの肝臓への負担は極端に大きくなっている、ということは押さえておいてください。**

一方で、「酒は百薬の長」という言葉もある通り、気持ちもリラックスできて、心の底から笑ったりできるストレスケアになり、血流もよくなるなど、アルコールには体にいい側面もたくさんあります。

ただ、やはり飲み過ぎてお酒の影響が翌日の仕事に響く事態は避けなければなりません。

二日酔いで集中力が切れた状態で過ごすか、いつもと変わらない高いパフォーマンスで仕事に臨めるか。それを分けるのは、「飲む前」「飲んでいる最中」「飲んだあと」のちょっとした習慣です。

①飲む前

飲み会ではお酒を飲むことだけが体に負担を与えるわけではありません。脂っこい食事が詰め込まれ、内臓がオーバーワークになるという問題があります。

ごく簡単なことですが、飲み会で行くお店が焼肉やもつ鍋などカロリーが高そうなときは、朝、昼を軽めにしておくとよいでしょう。1日の消費カロリーを摂取カロリーが上回ると太ります。お昼を軽めのお蕎麦《そば》などにするのはカロリーマネジメントの1つです。

また、いったん、飲み始めてしまうと雰囲気も盛り上がっていくので、お酒も食べる量も加速していきます。

飲みに行く前に**「今日はいつもの70パーセントの量のお酒と食事で、もっと会話を楽しもう」**と決めておきましょう。

②飲んでいる最中

空腹にお酒を流し込むことが一番よくありません。**乾杯が終わったら、先にサラダをできるだけ多く食べましょう**。サラダにかかっているドレッシングは胃腸をコーティングしてくれるうえ、メインで出てくる脂っこい料理や炭水化物の防護壁にもなってくれます。サラダのほかにも、枝豆やキムチ、冷ややっこ、ヒジキなどをオーダーに組み込むのも効果的です。

また、肝臓がアルコールを分解するときに、タンパク質やビタミン類、ミネラル類が大量に消費されます。このとき**肝臓をサポートしてくれるのが、意外なことに、「おつまみ」なのです**。大豆食品（豆腐、枝豆など）や野菜、ナッツ類、鶏肉、チーズなどを食べ、上手に肝臓をサポートしてあげましょう。

当然ですが、揚げ物などは極力、量を控えたほうがよいでしょう。何よりも空腹の胃腸にお酒を流し込まずに、食事と交互に「少量ずつ」楽しむのが体への負担を軽減するポイントです。

お酒と一緒に、できれば水を飲むようにするのも有効です。

飲んだ翌日、二日酔いになるのは、一定以上のアルコールを飲み、肝臓が処理し切れなくなって有害物質が体に残っている場合です。

アルコールには利尿作用があるため脱水になりやすく、そこでまたお酒を飲むので、血中のアルコール濃度はますます上がるばかりです。

お酒とチェイサーの水を1：1で飲むことで体への負担はずいぶん和らぎます。経営者の方々は豪快な方が多いですが、お酒の席で初めからチェイサーも頼まれる方が多く、翌日の仕事の質も考えたお酒の飲み方に感じ入ったのを覚えています。

蒸留酒《じょうりゅうしゅ》をチョイスすることにも同じ効果があります。

蒸留酒とは、純粋なアルコール、もしくは純粋なアルコールを水などで薄めているお酒のこと。焼酎・ウイスキー・ブランデー・ウォッカなどがこれにあたります。

一方で醸造酒《じょうぞうしゅ》は純粋なアルコールと糖質などが含まれたお酒です。ビール・日本酒・ワインなどがこちらですが、多くカロリーを摂取してしまう傾向にあります。

もちろん好きなお酒を飲むのが一番ですが、たとえば連日の酒席で疲れ気味のときなどは、意識して蒸留酒の水割りにするのも一手です。

③飲み会のあと

飲み会でお酒を飲んだあとのラーメンは不思議と美味しく感じます。しかし、ここでラーメンを食べてしまうと、夜に働くビーマルワンという脂肪をため込むタンパク質の格好の餌《えさ》になり、内臓脂肪に変わっていきます。翌日は、消化し切れずに胃もたれをして気持ちの悪い朝を迎えることに……。私たちの体内酵素は、大きく消化酵素と代謝酵素に分けられますが、食べ過ぎはどちらの酵素も無駄遣いすることになります。

私も30代前半、「焼肉を食べたあとにラーメンでシメる」という食べ方をしていました。きっとその頃の私の腸内は脂でベットリと汚れ、荒れていたはずです。無知にもほどがあると反省しきりです。

同様に、シメのおにぎりやお茶漬けを食べてしまうのも、炭水化物を夜遅くにとることになります。繰り返しますが、白米は約75パーセントが糖質。控えたほうが無難でしょう。

さて、飲み会翌朝のケアも重要です。先ほども述べた通り、アルコールには利尿作用があるので、翌日の朝、体は脱水気味になっています。朝起きたら、たっぷりの水分を補いましょう。

私のお勧めは**トマトジュース**です。

トマトジュースには抗酸化力の強いリコピン、荒れた胃腸を整えてくれるクエン酸、肝臓をケアしてくれるＧＡＢＡなどの成分が含まれています。水分を補ううえでも、とても効率のよい飲み物だと思います。

この項でお伝えした工夫さえすれば、飲みの席を十分に楽しんで、ストレスケアができるでしょう（もちろん、自分の限界量にはご注意を）。

健康メモ

シメのラーメンはご法度、翌朝はトマトジュースでお酒と上手に付き合う

EATING
7つの食事習慣 まとめ

Point 1
太らない食べ方の秘訣は「順番」にあり

Point 2
米は「炭水化物ではなく糖質」と心得る

Point 3
エンプティ・カロリーに手を出さない

Point 4
ランチでは「アンチエイジングの王様」を頼め

Point 5
「コーヒーフレッシュ」は、入れない

Point 6
噛む回数を意識して増やす

Point 7
飲み会対策は、その日のランチから始める

CHAPTER

3

7つの睡眠習慣

SLEEPING

The Seven Habits of Sleeping

疲れをリセットする一番効果的な方法

香港は眠らない都市。私も住み始めたときは、おもちゃ箱をひっくり返したような楽しみの尽きない街で、レッドブルを飲みながら夜通し遊んでいました。

やがて、鍼でお世話になっていた予防医学の先生から「睡眠時間をたっぷりとりなさい。さもないと、早死にするよ」とよく脅されるようになりました。おかげで私は幸運にも、早い時期から睡眠というものに意識して向き合うようになったのです。

よく知られているように、私たちは眠っているあいだ、深い眠りの「ノンレム睡眠」と浅い眠りの「レム睡眠」という2種類の眠りをひと晩に4〜5回繰り返して、体を回復させていきます。**大小の波に身を預け、揺られながら疲れをリセットするのです。**

ぐっすり寝ると血圧や血糖値が適正に戻り、血管はしなやかに、さらには成長ホルモンが分泌されます。加えて日中オーバーヒートしそうに酷使した脳も、クールダウンすることができます。

一方、睡眠時間が少ないとどうなるか。

4時間半睡眠が5日間続くだけで、不安や混乱などの心の変化が出てきます。いわば、うつ患者に似た状態。実際、普段からよく眠れていない人は、うつ病になる確率が40倍にも跳《は》ね上がるのです。

睡眠は「脳と体の疲れを癒《いや》し、明日へのエネルギーをチャージする時間」ですが、日本のサラリーマンは睡眠時間を削って仕事をすることを一種の美徳としているようなところがあります。しかし、ビジネスリーダーを目指すうえでは賢い習慣とは言えません。

2014年8月の「ウォールストリートジャーナル日本版」の記事に、ウェアラブルデバイスメーカーのジョウボーン社が、同社製品「UP」のユーザー数十万人の睡眠時間を追跡した結果が掲載されていました。それによると、日本人の睡眠時間は世界で最も短い「5時間46分」とわかったそうです。

理想の睡眠時間については諸説ありますが、カリフォルニア大学サンディエゴ校のダニエル・クリプケ教授らが約110万人を対象に研究した結果、平均7時間が適度で、それより短すぎても長すぎても老化が進み、死のリスクが高まるとしています。

また、厚生労働省がまとめた「健康づくりのための睡眠指針2014」には、「成人男性の睡眠時間は6時間から8時間が好ましい」という旨が述べてあります。

ただし、よく言う「十分に寝る」の「十分」には幅があります。この幅は人間の多様性や個性の表れですから、ご自身で微調整してください。

とはいえ、私がビジネスエリートたちに聞いた答えからも、「6~8時間」はほぼ納得のいく理想値です。

「わかっているけど、毎日7時間も眠れないよ」

という声が聞こえてきそうですね。ご安心ください。量が確保できなくても、質を高める習慣もあわせて、この章でご紹介していきます。

脳と体を休め、エネルギーをチャージする睡眠の「質」を、もっと高められたら日中のパフォーマンスも変わってくるはず。ほんの少しの工夫で驚くほどの熟睡感を味わえ、次の日の朝を気持ちよく迎えられるようになるでしょう。

第1の睡眠習慣

睡眠の質は「朝の過ごし方」で決まる

太陽の光で体内時計を整える

睡眠を語るうえで欠かせないのが、メラトニンという睡眠を促す脳内物質です。メラトニンは「誘眠ホルモン」とも呼ばれており、光を浴びることによって量が減り、暗くなるに従って増えるという性質を持っています。夜、ふと睡魔が襲ってきた――そう感じた瞬間こそ、このメラトニンが出ているタイミングです。

メラトニンは眠りを誘うだけでなく、日中の活動で酸化（サビ＝老化）した体のリカバリーや、脂質や糖質の代謝にもかかわってきます。さらに、メラトニンはもともと私たちの体の中にある活性酸素を消去してくれる酵素の働きを高めるスグレモノなのです。**この優秀なアンチエイジングホルモンを味方につけていきましょう。**

メラトニンを分泌させていくための基本は、**「規則正しい生活」**です。体内時計を整える生活をしているだけで、素直なメラトニンは正しいリズムで分泌されていきます。

セミナーなどで睡眠時間の確保についてお話しすると、「平日は5時間睡眠で、土日に昼まで寝て、全体で調節している」という方にお会いすることがありますが、私はお勧めしません。なぜならば、私たちの体は「寝だめ」ができない構造になっているうえ、寝ないときと寝るときの落差が大きいと「時差ボケ状態」が起こるからです。長時間ぐっすり寝たあとも、決してスッキリしていないのはそのためです。

では体内時計を整える生活に最も大切なことはなんでしょうか。答えは、**朝起きたらすぐ、ベランダに出て「朝日を浴びる」**こと。

光を脳に届けることで、メラトニンが「朝は減って夜は増える」というリズムができていきます。タンブラー1杯の水を飲みながら、5分ほどベランダなどで朝の光を浴びながら過ごすとよいでしょう。もし余裕がない場合は、出勤途中にスマートフォンを見ながら歩く代わりに、目線を少し上げて太陽の光を顔全体で受けるように意識してください。

ところで、少し風変わりな私の実体験をお話ししましょう。

私が20代の頃、海外でバックパッカーをしながらスウェーデンを訪れたことがありました。北欧は白夜のある地域。1日中太陽の光があるので、体内時計が狂ってしまい、眠れなくなってしまったのです。そんな私に現地の人がくれたのが、夜に乳牛からしぼった「ナイトミルク」でした。

夜間は牛の体内にメラトニンが多く分泌されています。ナイトミルクには通常の牛乳の3～4倍ものメラトニンが含まれていて、これを飲むと自然と眠りに就くことができました。

また、朝は体内時計を整えるために、蛍光灯を壁に10本ほど並べた部屋に連れていかれ、「ここで光を浴びてリズムを整えるんだ」と教えてもらいました。**彼らは意識して体内時計を整え、メラトニンのリズムをつくっていたのです。**

ちなみに、日本ではメラトニンを含む食材が少ないので、同じ発想でメラトニンを食品から摂取しようとするなら、その材料となるトリプトファンを含む食材（プロセスチーズ 291ミリグラム／100グラム、肉類 150～250ミリグラム／100グラム、赤身魚 200～250ミリグラム／100グラム、納豆 242ミリグラム／100グラム）などを普段から意識するとよいでしょう。

とはいえ、やはり朝の日光が一番。

睡眠について考えるときに、寝る前のことばかりに意識がいってしまいますが、朝イチに太陽の光を浴びてメラトニンをしっかりと減らしてあげることが、夜のメラトニンを増やすサイクルにつながっていきます。これがないと、日中もボーっとした「プチ時差ボケ」の状態を過ごす羽目になります。

1日全体のリズムを意識していくことが、良質な睡眠を呼び込みます。朝の太陽を5分間浴びることから始めていきましょう。

健康メモ

歩きスマホの代わりに上を向いて歩こう

第2の睡眠習慣
スマホは「就寝2時間前」にシャットアウト
快眠の敵「ブルーライト」を遠ざける

寝る前に布団に入ってから、スマートフォンやタブレットPCをいじっている経験は誰にでもあるのではないでしょうか。

特に緊急で見なくてはならないものがある、というよりも、睡魔が訪れるまでの「なんとなく」の時間つぶし……。

私たちのビジネスライフに深く浸透するスマートフォンやタブレットPCをシャットダウンすることはほとんど不可能でしょう。しかし、これらの機器から出ている「ブルーライト」という光の波長が、良質の睡眠をとるうえで「難敵」になってきます。

なぜかと言えば、**このブルーライトの波長、太陽の光と同じ波長を持っているのです**。

先ほど、誘眠ホルモンのメラトニンは光が苦手とお話ししました。夜にこのブルーライトが目に入ることによって、メラトニンの生成が抑制されてしまうのです。メラトニンが抑制されると、体は休みたくても、脳は朝だと勘違いしてますます覚醒してしまう。体内時計全体が狂うだけではなく、脳の時差ボケとの「ダブルパンチ状態」です。睡眠前の行動としては好ましくありません。

良質な睡眠への準備のため、就寝2時間ぐらい前からブルーライトを発する機器はスイッチを切り、部屋の光も徐々に下げていきましょう。

しかし、寝る直前までメールを返信しなくてはならなかったり、PCでの作業が残っている人も少なくないと思います。そんな人への手軽な方策として、市販のブルーライトカット機能つきのメガネ使用があります。

杏林大学医学部の古賀良彦《よしひこ》教授の研究では、寝る前に「ブルーライトカット機能」のあるメガネをかけて作業していたグループと、いつも通りブルーライトを裸眼で見ていたグループを比較したところ、「ブルーライトカット機能」メガネをかけていたほうが睡眠の質が高かったとのことです。

今ではお手軽な価格で購入できるようになっていますので、活用してみてはいかがでしょうか。

また、睡眠薬代わりにお酒を飲まれる方もいますが、**寝酒は不眠のもとになりかねません**。適量のアルコールは、確かに寝入りばなをサポートしてくれます。しかし、そもそもお酒には利尿作用があるため深夜にトイレに起きてしまうことも。結果、深い熟睡感は得られず、睡眠の質としても悪くなってしまいます。

眠れないときでもストレスに思う必要はなく、「眠たくなったら床に就く」というリラックスした心持ちがよいでしょう。

健康メモ

市販のツールも上手に利用する

第3の睡眠習慣

できる男は「シンデレラタイム」の恩恵に与る

成長ホルモンを賢く味方にするには

「シンデレラタイムを知っていますか?」

サプリメントの研修会で、女性にこう聞くと、目をキランとさせ「もちろんです!」と答えてくれます(これは若い方から、60歳の方まで!)。

一方、同じ質問を男性にすると「ディズニーの新しい映画ですか?」などと、とんちんかんな答えが返ってきます。

日本の男性と女性で、美容や健康についての意識を比べると、**「男性が10年遅れている」**と言われています。逆に、きちんとした知識をベースに実践をすると、日本のビジネスマンがより健康になる「潜在力」は大きいと言えるでしょう。

さて、シンデレラタイム。これはシンデレラが帰宅したまさに夜の0時を指します。**0時～2時は、日中の活動で傷ついた細胞の修復リカバリーをしてくれる「成長ホルモン」が効率よく分泌される時間帯**なのです。成長ホルモンの1日の分泌量の約70パーセントは睡眠中に分泌され、寝入りばなから深い眠りに入る頃にピークを迎えます。

成長ホルモンは、全身の細胞を修復し、新陳代謝を活性化し、免疫力も上げてくれる「万能ホルモン」。女性にとってはお肌の調子を整える天然の美容液になりますが、男性ビジネスマンにとっても、日中に受けたPCのブルーライトによる疲れ目、出張で蓄積された疲労、連日の接待で負担がかかった胃腸などを回復してくれる強い味方です。

また、この成長ホルモンは加齢とともに減少していってしまいます。本来は一滴も無駄にしたくない貴重なホルモンなのです。

夜のお付き合いや仕事の関係で帰りが遅くなる日もあるでしょう。しかし、最低でも**週に2回は23時前に布団に入り、0時～2時のコアタイムにしっかりと睡眠をとる**。するとと成長ホルモンが全身に行き渡り、あなたの体をリカバリーしてくれます。

●成長ホルモンは年齢とともに減少してしまう

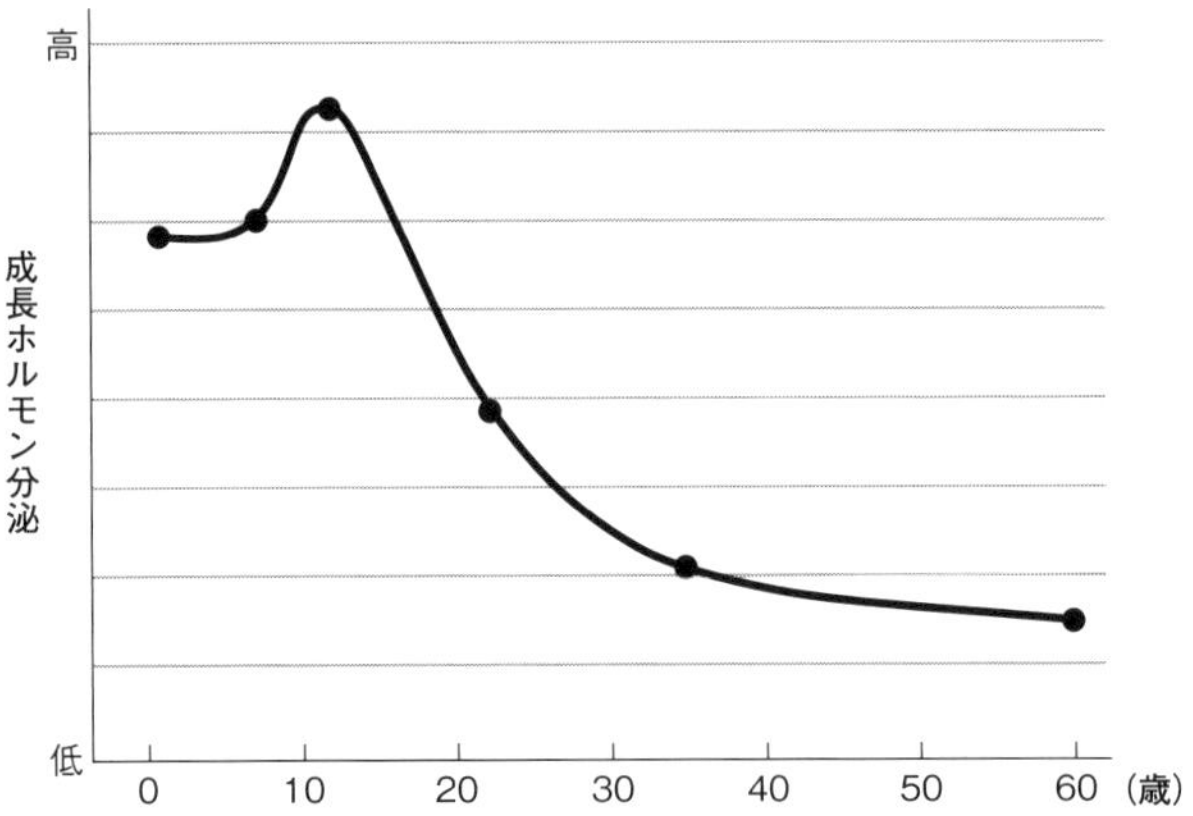

成長ホルモンを体内に巡らせるのは、無料でオーバーホールしてもらって元の健康な体に戻してもらっているようなもの。

日中に、睡魔と疲労をかき消すために、砂糖たっぷりの缶コーヒーやエナジードリンクを飲んでごまかしながら過ごすよりも、何倍もいいと思いませんか？

私が富士山に登ったときにも、適切な睡眠（休息）の重要性を感じました。登山前にどれほどモチベーションが高く体力があっても、途中の山小屋で、ビールや日本酒を飲んでろくな休息・睡眠をとらなかった人は、9合目あたりで高山病になり、ぐったりと倒れ込んでいました。

適切な健康マネジメントを行なわなかったために、山頂でご来光を拝むという至福の時間を過ごせなかったわけです。

お客様のためにも、部下のためにも、質の高い睡眠は必須です。

どうせなら私たち男性もシンデレラタイムの恩恵に与って、心と体をしっかり癒し、明日へのエネルギーを充電させましょう。

健康メモ

週に2回は、23時前に布団に入る

第4の睡眠習慣

空腹で眠る

内臓を休ませるとデトックス効果が高まる

香港時代、鍼や漢方でお世話になっていた先生から、**「あなたは食べ過ぎている。内臓の疲れが全身に現れているよ。腹八分目、できたら七分目を心がけなさい」**と言われました。

当時、私は日本食レストランのマネージャーをしていたため、日々、味のチェックをしなくてはなりませんでした。摂取カロリーと消費カロリーのバランスも崩れていたのだと思います。また接待もあり、今思うと内臓にかなり負担がかかっていたのかもしれません。

前項で成長ホルモンの話をしましたが、このホルモンがより効率よく分泌されるにはシンデレラタイムを守ることに加え、もう1つ大切な要素があります。**「空腹状態である」**ということです。

血液中の血糖値が高い状態だと、せっかくの成長ホルモンの分泌が妨げられてしまうのです。睡眠前は空腹状態であることを心がけ、成長ホルモンが出やすい環境を整えることを意識していきましょう。

「腹八分目に医者いらず」の言葉の通り、適度に食べる量を減らすことは、ビジネスマンに想像以上に大きなメリットをもたらすのです。

睡眠時に空腹でいると、成長ホルモンが出やすくなるだけでなく、内臓の疲れを癒すメリットもあります。

私たちが運動をして筋肉痛になると、体を休めようとしますよね。忘れがちですが、**内臓も筋肉**なのです。胃の中に食べ物が残っている状態で寝入ってしまっては、内臓は休息がとれません。しかし、内臓はスポーツ後の筋肉痛のように疲れを主張してくれないので、なんとなく後回しにしがちです。

内臓が元気になると、**体にたまった不要物を排出するデトックスの力が覚醒してい**

きます。

具体的には、肝臓が解毒と胆液《たんえき》の分泌、膵臓《すいぞう》が膵液やインスリンの分泌、腎臓《じんぞう》が血液の不要な物質を濾《こ》しとる役割を果たします。これらの臓器の働きを最適な状態にすることで、体内のデトックス機能を最大限に高めることができます。

体に不要なものをためず、内臓が本来持つ力を最大限に引き出してあげるための睡眠の効果を知っておいてください。

睡眠時間は、内臓も含めた全身の休息時間でなければなりません。**夕食を極力睡眠から逆算して3時間前には終えておきましょう。**

また、夜に空腹の状態で寝るとダイエットにも効果的です。

そのカギを握るのは、「飲み会でのシメのラーメンはご法度」という話でも触れたビーマルワンというタンパク質。

もう少し詳しく説明すると、このタンパク質は体内の活動リズムを正常に機能させようと働くのですが、「脂肪をため込もうとする」性質もあるとわかっています。時間帯によって変動し、15時頃は少ないのですが、夜の22時～2時には量が急増し、一気に脂肪をため込もうとするのです。

よい睡眠をとるためにもメタボにならないためにも、寝る前に食べるのは控えたほうがいいのです。

世界のエリートと戦っていくうえで、現代のビジネスマンには太く長い人生を、力強く駆け抜けることが求められています。**内側（内臓）からあふれる「若々しさ」があなたの武器になります。**ビジネス人生への投資と考え「寝る前の空腹」を意識して、睡眠の質を高めていきましょう。

健康メモ

夕食は就寝3時間前に済ませる

第5の睡眠習慣

「ぬるめのお風呂」で休息モードに切り替える

「世界一の健康習慣」が日本にあると知っていますか

私たちは朝起きると、脳と体を目覚めさせ、ギアを上げてフル回転させていきます。その過程で自律神経にスイッチが入り、交感神経が活発になっていきます。

反対に、夜には休息の副交感神経へとスイッチを切り替えていきます。しかしストレスの多いビジネスマンには、この切り替えが上手くいかず、夜も交感神経が働いたままで「眼がさえて寝つけない」という方が多いようです。

自律神経の交感神経と副交感神経の切り替えが上手くできないのは、実はとても体に負担がかかっている状態。たとえるなら、車の運転をする際にアクセル（ＯＮ）とブレーキ（ＯＦＦ）を不規則に踏みながら、ガタピシと無理やり前に進もうとするようなものです。

代謝効率が悪化するので、さまざまなパーツに負担がかかります。加齢とともに自律神経のバランスは乱れる一方なので、良質な睡眠のためにも「意識」して整えていく必要があります。

そこで、お勧めしたいのが**「世界一の健康習慣」とも言われている、「ぬるめのお風呂」**です。

私は小さい頃イタリアに住んでいて、ヨーロッパ各地を回ったり、その後アメリカ、アジアにも住んだりしましたが、日本ほどお湯に浸かる入浴が日常的習慣になっている国はないのではないかと思います。

実際、海外で「日本に旅行に行ってよかったことは？」と聞くと、「スーパー銭湯！」「温泉！」という答えがまっさきに返ってきますね。お風呂を楽しむ日本の文化に感動するようですが、実はこの習慣が、健康長寿のカギでもあるのです。

夏などは特にシャワーだけで済ませている方も多いと思いますが、少なくとも3日に1度はゆっくりとお風呂に浸かりましょう。

入浴のメリットは2つ。

1つ目は、**交感神経から副交感神経への切り替えをするきっかけ**になることです。なかなか寝つけない人は「体が緊張状態」にありがちですが、お風呂に入ることで筋肉のこわばりが芯までゆっくりとほぐれていきます。それに伴って、自律神経の切り替えもスムーズにいくのです。

2つ目は、**元気ホルモン**と呼ばれている、**ヒートショックプロテイン**を出せること。ヒートショックプロテインとは体の傷んだ細胞を修復する働きを持つタンパク質です。免疫細胞の働きを強化し、乳酸の発生を遅らせるなどの力も持っています。

このヒートショックプロテインの効果、2~3日は継続するというマラソンランナーのような持久力があります。どんなに忙しくても3日に1度はゆっくりお風呂に浸かってください、と言った根拠はこれ。心身を癒し、良質な睡眠の導入となる副交感神経に切り替えていきたいですね。

お風呂に入るときのポイントは、お湯の温度を40度くらいに設定することです。「熱いお湯が好み」という方も、ぬるめのお湯にゆったり浸かることをお勧めします。熱いお湯は、交感神経を高めてしまい逆効果になりかねません。40度で湯船に10分ほど浸かっていると、体温が38度まで上昇し、ヒートショックプロテインが生まれてきます。

余談になりますが、帝京大学整形外科の中川匠教授は変形性膝関節症のケアについて「湯治《とうじ》は、病院で使用する温熱療養と同じ効果がある」とおっしゃっていました。入浴などで体を温めることは、体本来の力を引き出す力があるのです。

じんわりと汗をかき、今日1日の疲れが洗い流されていくイメージを浮かべながら、ゆったりとお風呂に入る。自律神経をOFFにして快眠の準備をしながら免疫力も向上させられるのですから、忙しくてシャワーだけで済ませる、なんていうのはもったいない話ですよね。

健康メモ

交感神経から副交感神経へ上手に切り替えよう

第6の睡眠習慣

「肩」と「腰」をほぐしてから眠る

2種類の「ゆったりストレッチ」で睡眠前の疲れケアを

日本では睡眠について「学ぶ」機会は少ないかもしれません。

私が20歳の頃、ボランティア活動でアメリカ各地の学校を回っていたときに、「スリープ・エデュケーション（Sleep Education）」という睡眠についての教育プログラムがありました。

良質な睡眠は学業のパフォーマンスアップにつながることが背景にあるからでしょう。日本では聞いたことがなかったので、睡眠を重要視する教育のあり方に興味を持ったことを覚えています。そのプログラムのなかでも、睡眠前に緊張を解きほぐすことの重要性を丁寧に教えていたのが印象的でした。

良質な睡眠がとれていない人は、心と体が緊張状態になっている傾向があります。

そのケアのため、ぜひ**睡眠前のストレッチ**を習慣に入れてみてください。

筋肉は筋繊維《きんせんい》という束《たば》の集合体であり、伸縮するようにできています。しかし、寒さで体が冷えていたりするとゴム（筋肉・腱）の伸縮性が弱くなり、その「可動領域」が小さくなっています。

睡眠前のお勧めのストレッチは２つ。「お風呂の中」と「睡眠前」のストレッチです。

１つ目のお風呂のストレッチは、湯船の中で行ないます。お風呂で温まって体がほぐれたときこそ、効果的なストレッチができるタイミング。これを活用しない手はありません。

まずは入浴前にコップ１杯の水を飲んでからスタートしてください。そして、10分ゆったり湯船に浸かり、その後２～３分でストレッチを行ないましょう。

まず、肩を片方ずつゆっくり回します（次ページの図①）。これは肩こりの予防とケア。

●お風呂「ゆったりストレッチ」が快眠を呼ぶ

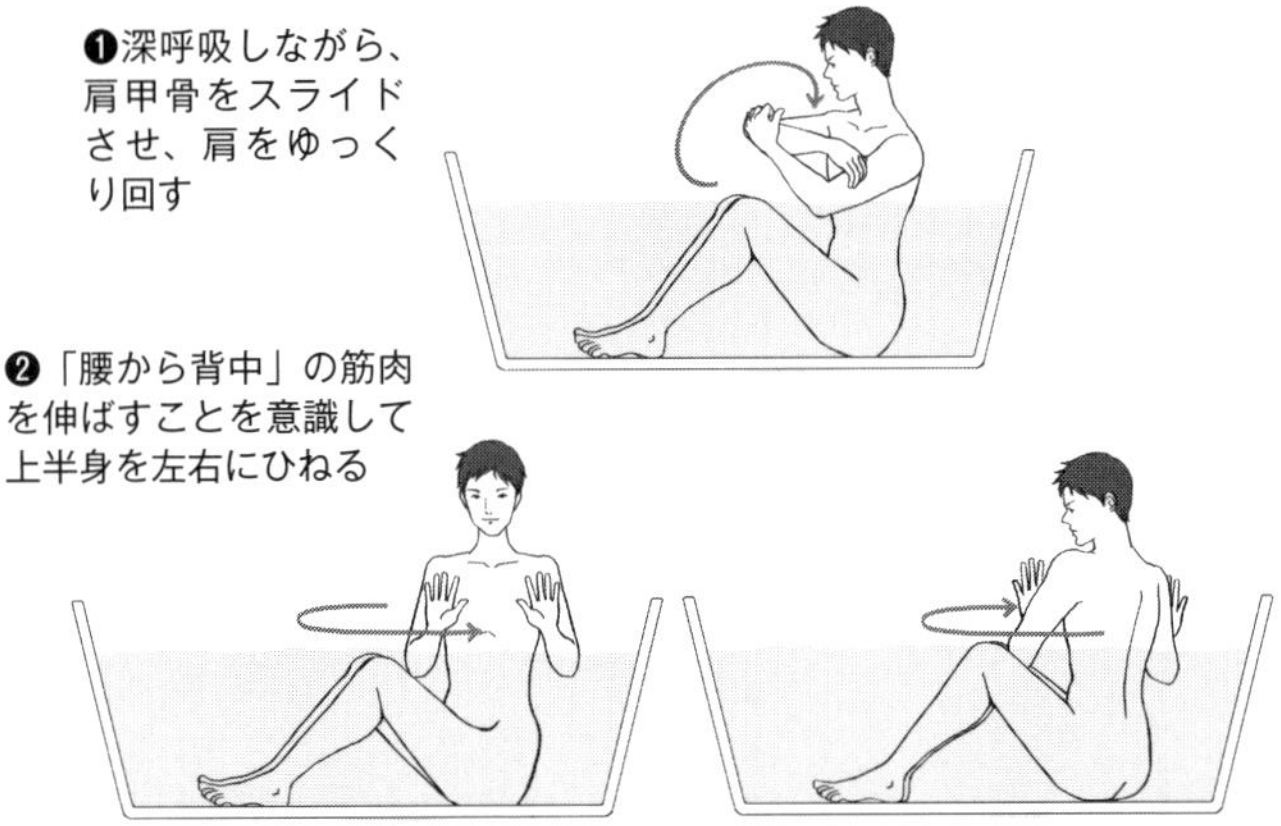

❶深呼吸しながら、肩甲骨をスライドさせ、肩をゆっくり回す
❷「腰から背中」の筋肉を伸ばすことを意識して上半身を左右にひねる

緊張状態が続き、血流が悪くなることで起こる肩こりのケアのため、深呼吸をしながらゆっくりほぐしていきましょう。

次に上半身を湯船の中で左右にひねっていきます（図②）。

これは腰のケアです。

腰痛の主な原因は長時間座っていることや、同じ姿勢でいること。

特に猫背で姿勢が悪い人は腰に相当な負担がかかっています。湯船の中でゆったりと腰から背中にかけての筋肉を伸ばしていきましょう。

そして最後に、足の裏を軽くもみほぐせば万全です。

2つ目は、お風呂から上がったあと、睡眠5分前のストレッチです。

不眠症の方の多くは、体が緊張状態のままで布団に入っていることが多いので、寝る前に全身をほぐすことは、交感神経から副交感神経に切り替えるうえでもとても役立ちます。

お風呂から上がったあとは軽い脱水状態です。まず、コップ1杯の水を飲みましょう。

そして次ページのストレッチに取りかかるのですが、**このとき反動をつけないこと、ゆったりとした呼吸を保ちながら行なう**という2点がポイントになります。

ストレッチで体を伸ばしている際には、呼吸が疎かになりがちなので、意識して体中に酸素を行き渡らせることをイメージしましょう。**1回10呼吸をかけて行なう**のを目安にしてください。

「体がしっかり伸びたな」

というところから、もうあと1センチゆっくり伸ばし、最後に「ふーっ」と息を吐きながら力を抜くと効果が高まります。

●寝る前の「ゆったりストレッチ」が睡眠をさらに深める

❶腕と足を垂直に上げ、手首と足首をほぐすように30秒振る

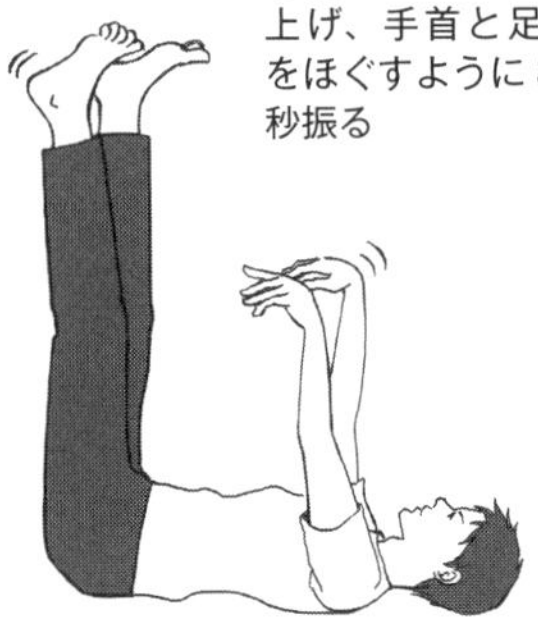

❷うつ伏せになり、体を支えて状態をそらす

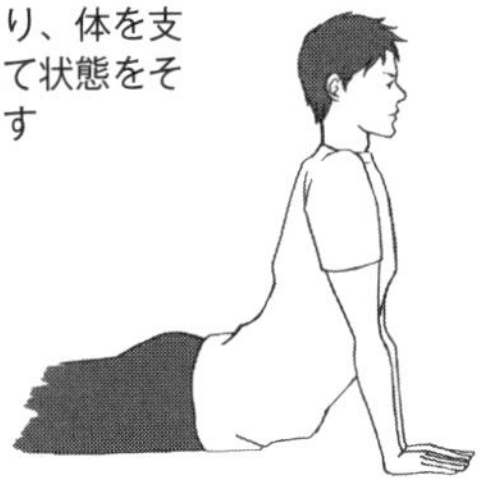

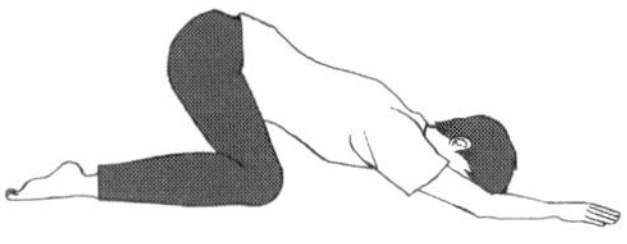

❸手を前に伸ばし、臀部（お尻）を引きながら胸を床に近づけ、腰と背中を伸ばす

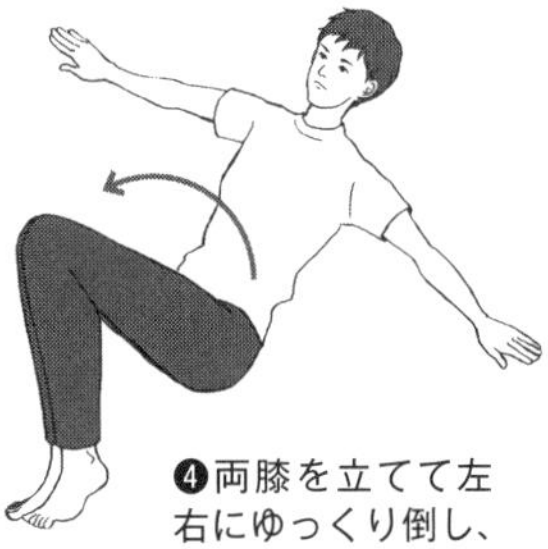

❹両膝を立てて左右にゆっくり倒し、臀部から太ももの筋肉を伸ばす

❺膝をかかえ、胸に引きつけ、臀部の筋肉を伸ばす

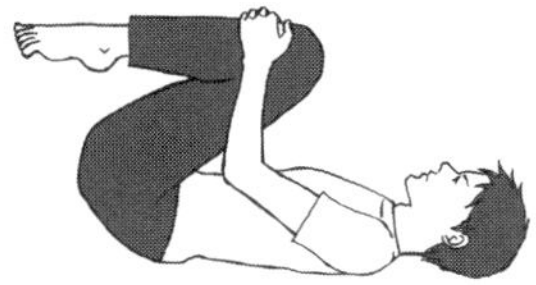

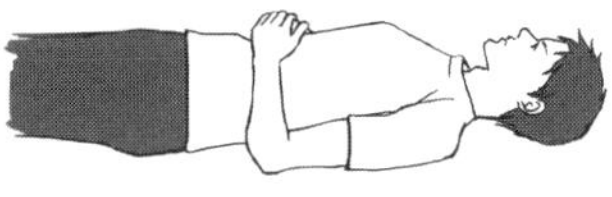

❻最後に、おなかに手をあててゆっくり深呼吸

ストレッチをすると、血流やリンパの流れがよくなり、体がぽかぽかと温かくなっていきます。

終わったら、ゆっくりと腹式呼吸をしましょう。ストレッチにより温かくなった体が、ゆっくりと体温が下がっていく過程で眠気が訪れるはずです。

リラックスして、自分が気持ちいいと思う場所を無理せず伸ばしていってください。スマートフォンのアプリなどでもストレッチやヨガのポーズが取得できるので、ご自身に合ったものを探してみるのもいいでしょう。

仮に6時間の睡眠をとるとして、その前のたった5分間の投資でいつもよりも質の高い睡眠がとれるのであれば、これほど時間対効果の高い投資もないと思います。

ぜひ今晩から取り入れてみてください。

健康メモ

快眠は「ぽかぽか」のあとにやってくる

第7の睡眠習慣

眠るための「環境」に投資する

寝具選びは「仕方なく」ではなく「積極的」に

睡眠は一生のうち1／3もの時間を占めています。

寝る間も惜しい、という皆さんも、少し意識を変えて、「より効果的に休んでやろう」というスタンスを身につけてほしいと思います。

そのためにできる簡単な一歩が、寝具にも気を遣うこと。多少お金はかかるかもしれませんが、買ったものを2年は使い続けると考えると、実は非常に費用対効果の高い投資になるはずです。

まず、お聞きしたいと思います。

皆さんが使用している枕は、どのような経緯で買ったものでしょうか。

私の周囲に聞いてみると、昔から使っている枕を「なんとなく」使い続けている人がほとんどなのです。

先にも述べた通り、成人の頭部は7～8キロ。ボーリング球の重さほどもある頭を同じ枕にずっとのせ続けていたら、なかにはずいぶんヘタってきて、理想の高さからずれたまま使っているケースもあるのではないでしょうか。

私が介護の仕事をしていたとき、70歳の男性が1人で散歩中につまずき、大腿骨を骨折されたことがありました。しばらく入院し、ご自宅に帰る際に、整形外科のドクターがご家族にこんな説明をされていました。

「人は40歳を過ぎた頃から、頸椎《けいつい》の骨と骨とのあいだにあるクッション成分の水分が減っていきます。首も老化が始まるのです。在宅介護をする際は、高齢者は長い時間横になっていることが多くなります。介護ベッドだけでなく、枕にも気を遣ってください。枕が合わないと肩こりやむくみ、慢性疲労など全身に支障が出ます。後頭部、首、肩の3つをやわらかく支えるような枕を準備してあげてください」

ドクターが健康のために、わざわざ枕についてのアドバイスをしていたのが大変印象的でした。

出張先のホテルで枕が合わず、朝起きてから調子が今イチ上がらない、という経験は誰しもあるでしょう。人の首のカーブの深さはそれぞれです。

自分で測るのは難しいので、**ぜひ一度、専門店で測ってもらい自分に合う枕を見つけてください**。

枕は高いものだと2万円を超えますが、仮に3万円の高級枕を購入したとしても365日で割ったら1日100円足らずです。数百円するうえ糖質たっぷりの栄養ドリンクを買うよりは、よほど経済的かつ健康的です。

質のいい枕は、週に1回は天日干しをするなどしてメンテナンスをしっかり行なえば2年間はもつもの。寝具環境を整えることが良質な睡眠につながると実感できたら、次はマットレス、掛け布団と一つひとつそろえていくとよいでしょう。

余談ですが、皆さんは「永久ゴミ」という言葉を聞いたことがあるでしょうか。私が介護に携わっていた際に、ある大手の介護ベッドメーカーの担当者から聞いた話です。夜、人の活動が落ち着くと空気中のゴミがゆっくり落ちてきて、床から30センチぐらいのところにゴミの層をつくります。これが掃除機でも取りきれない、永久ゴミ。

今では少なくなってきていると思いますが、床に布団を敷いて寝ている方は、睡眠時間中ずっと永久ゴミを吸い続けていることになります。健康のために、ベッドに切り替えるべきでしょう。

ともあれ、アスリートが海外の遠征でも必ず自分たちの気に入ったマットレスや枕を持っていくのには、睡眠の質を落とすことがパフォーマンスに影響するとわかっているから。高いアウトプットを出すために睡眠グッズへの投資も行なっていきましょう。

健康メモ

枕はヘタる前に買い換える

CHAPTER 3 : The Seven Habits of Sleeping

SLEEPING

7つの睡眠習慣 まとめ

Point 1
睡眠の質は「朝の過ごし方」で決まる

Point 2
スマホは「就寝2時間前」にシャットアウト

Point 3
できる男は「シンデレラタイム」の恩恵に与る

Point 4
空腹で眠る

Point 5
「ぬるめのお風呂」で休息モードに切り替える

Point 6
「肩」と「腰」をほぐしてから眠る

Point 7
眠るための「環境」に投資する

CHAPTER

4

7つの運動習慣

EXERCISE

The Seven Habits of Exercise

運動をすることの本当のメリットは？

さて、いよいよ3分野のシメとなる、運動の章です。

食事の章で、血糖値の上昇を抑え、適切な栄養摂取を意識し、不要なものを過剰に体に入れない健康マネジメントをご紹介してきました。

また睡眠の章では、良質な睡眠がとれて体に脂肪をため込まないメソッドをご案内しました。これらを実践するだけで、ずいぶん体重が軽くなり、肌つやがよくなったのではないでしょうか。

この運動の章では、日常生活に無理なく取り入れていけるものから、最後は体に負担のかからないランニングまでをご紹介していきます。

香港で健康マネジメントの概念についてよく議論をした、あるエグゼクティブが運動の重要性について常々言っていました。

「体を動かすメリットは、自尊心(Self Esteem)が高くなることだ」

1日たった15分であっても気持ちのいい汗を流し、体の芯からリフレッシュすることで、**「自分は日々、人生に対して前向きに行動をしている」**という実感が得られやすいのです。

香港で驚いたことの1つが、多くのオフィスビルのフロアにジムの設備がついていたことです。朝早くその前を通ると6~7時にはもう多くの人影が見えてランニングマシーンやエアロバイクで汗を流していました。

心理学を使ったマーケティングなどを紹介する米ブログ「スパーリング・マインド(Sparring Mind)」の創設者グレゴリー・シオッチ氏が、「習慣」について面白い調査をしています。人が身につけたいと思っている習慣を調べたところ、2位の「読書」を大きく引き離し、「運動習慣」がトップなのだそうです。

その運動習慣、身につけるのには2か月かかると言われています。確かに、1日30分、1時間といった運動の場合はそうですが、これからご案内していく運動習慣は、時間がかかるハードなものではありません。毎日ほんの少し意識すれば実行できるものばかりです。

日常での小さな積み重ねは、1か月に1度スポーツクラブに行って過剰に活性酸素を生み出すよりもはるかに体のためになります。

食事・睡眠の習慣で体が軽くなったところで、次は筋力をアップしていきましょう。

第1の運動習慣

体づくりは「姿勢を正す」から始まる

「抗重力筋」でしっかり体を支える

運動のファーストステップは「姿勢」です。

香港時代に、欧米から転勤で来ているビジネスマンから**「なぜ日本人はあんなに姿勢が悪いんだ？　筋肉を使わず、自分の皮袋(Body Bag)に寄りかかっているだけじゃないか」**とよく嫌味を言われたものでした。

交渉相手からどのように見えるかも仕事のマナーの1つと考えている欧米のビジネスマンからすると、日本人の猫背の姿勢はあり得ないのでしょう。

ビジネスで結果を出すためにも姿勢は重要です。理由は3つ。

まず1つ目は血液や酸素の「巡り」をよくするためです。猫背は肩が内側に入っている状態なので、内臓に負担がかかっていきます。呼吸、消化、解毒のすべてのパフォーマンスが低下するうえ、肺も小さくなるため血の巡りも悪くなり、新鮮な酸素が体や脳に届きません。スピーディで正確な判断を迫られるビジネスマンは常に、新鮮な栄養とフレッシュな酸素を脳に送れる状態をキープしたいものです。

2つ目は、ズバリ「見た目」。

猫背そのものがだらしなく見え、ビジネスでプラスはありません。

この猫背、先ほどの「皮袋に寄りかかっている」という表現の通り、**体を覆う皮膚という（皮）袋に内側から寄りかかっている状態です**。これでは、体を支える筋力、「抗重力筋《こうじゅうりょくきん》」を使っていないため筋力はどんどん落ちていきます。

少し難しくなりますが、抗重力筋とは、背中（脊柱起立筋《せきちゅうきりつきん》）、お腹（腹直筋《ふくちょくきん》）、お尻（大臀筋《だいでんきん》）、太ももの前（大腿四頭筋《だいたいしとうきん》）、ふくらはぎ（下腿三頭筋《かたいさんとうきん》）の筋肉のこと。図のように、前・後に位置する筋肉がセットになり、体を立たせる働きをしています。この筋肉を鍛えることで、スッと美しい立ち姿が手に入るのです。

●「抗重力筋」が美しい姿勢をつくる

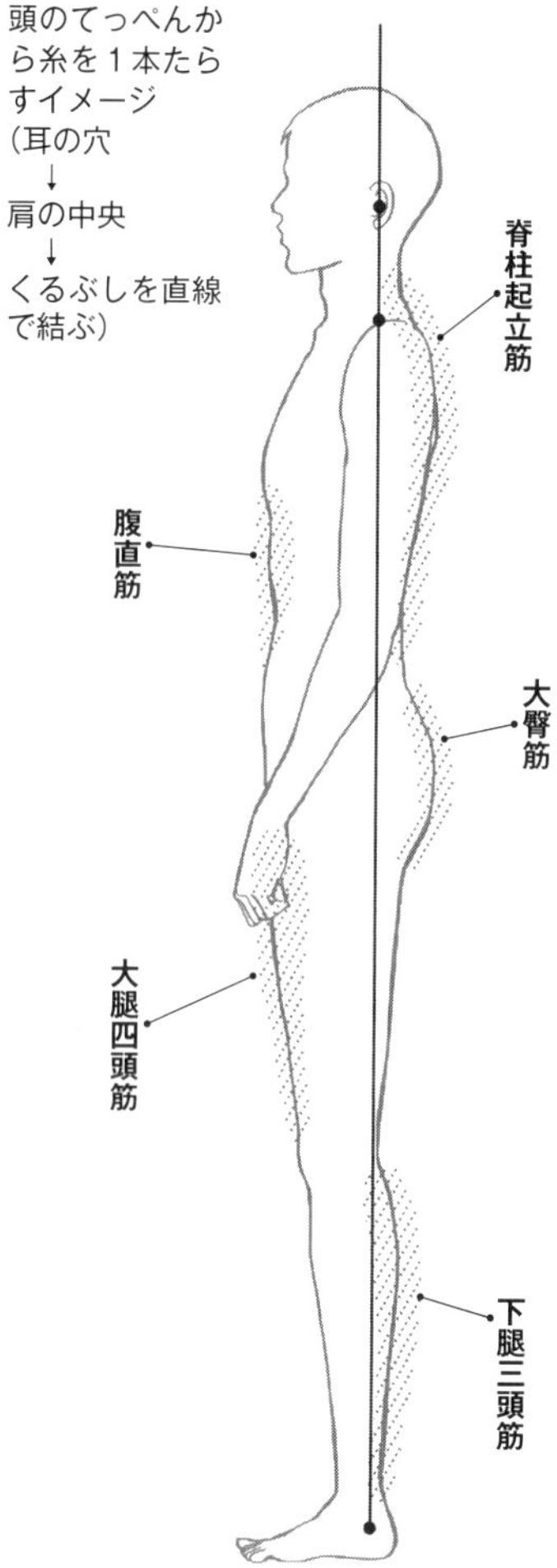

抗重力筋を使わないと筋肉はしぼんでいき、その隙間に脂肪が入り、メタボに一直線。すでに述べた通り、世界を舞台に戦うビジネスマンの認識では「メタボは自己管理ができていない象徴」とみなされます。商談に入る前に「勝負あった」とならないよう気をつけていきたいものです。

3つ目は、「負担軽減」です。猫背というのはそもそも、体に余分な負荷をかけている行為です。頭部が背骨に乗っからず前にずれているため、首、肩に負担がかかっていることを意味し、肩こり、頭痛、腰痛を引き起こしてしまいます。ビジネスのパフォーマンスにいい影響は1つもありません。

「姿勢をよくするためにはどうすればいいのか」と、健康ピラミッドの話もしてくれたHSBCのエグゼクティブに聞いたところ、非常に実行しやすい方法を教えてもらいました。

「1つ上の層の空気を吸うことを意識している」

座っていても、立っていても、通常よりも1つ上の層のきれいな空気を吸うイメージです。これを意識すると、自然と頭、背中、腰にかけての配列が一直線になります。これを「骨格アラインメント」を整えると言います。

腹筋や背中の筋力でキュッと体を固定し、**「腹筋のコルセット」をするイメージ**です。

この状態をキープすると、自然と抗重力筋を使うので筋トレにもなりますし、背筋がピンと伸びているだけで、若々しく自信にあふれた人に見えるでしょう。ビジネスにおいても、初対面の人に好印象を与えたり、発声が明瞭になったりなど好影響が得られます。

さらに、内臓に負荷がかからなくなるので、血液やリンパの巡りがよくなりますし、肩こりや腰痛も少なくなります。

姿勢をよくすると頭の位置が高くなってくるので、気持ちも自然と前向きになる方が多いようです。見た目も好印象となるうえに、体調とメンタル面にも好影響を与え、一石三鳥です。

ただし、ずっと猫背だった人は、姿勢をよくすると腹筋、背筋を使うので結構疲れると思います。まずは、**エネルギーに満ちている午前中に30分だけでも姿勢を意識**してみましょう。慣れてきたら徐々に時間を伸ばすことで、きれいな姿勢が自分のものになるでしょう。

健康メモ

1つ上層の空気を吸えば、猫背も治る

第2の運動習慣

スクワット＆万歳ストレッチで、朝に差をつける

全身にエネルギーを巡らせる「たった1分」の運動

皆さんは、朝、気持ちのよい目覚めができているでしょうか。もし朝起きてもボーッとした時間を過ごしているのなら、簡単に目が覚めて全身にエネルギーが巡る「スクワット」と「万歳ストレッチ」をやってみましょう。

まずはスクワットですが、これはごく基本的なものでOK。

私たちの筋肉の7割は下半身にあるので、スクワットをするだけで多くの筋肉を使うことになります。

女優の吉永小百合《さゆり》さん、黒柳徹子さんも毎日欠かさずスクワットを行なっているそ

●朝の「スクワット」が体を目覚めさせる

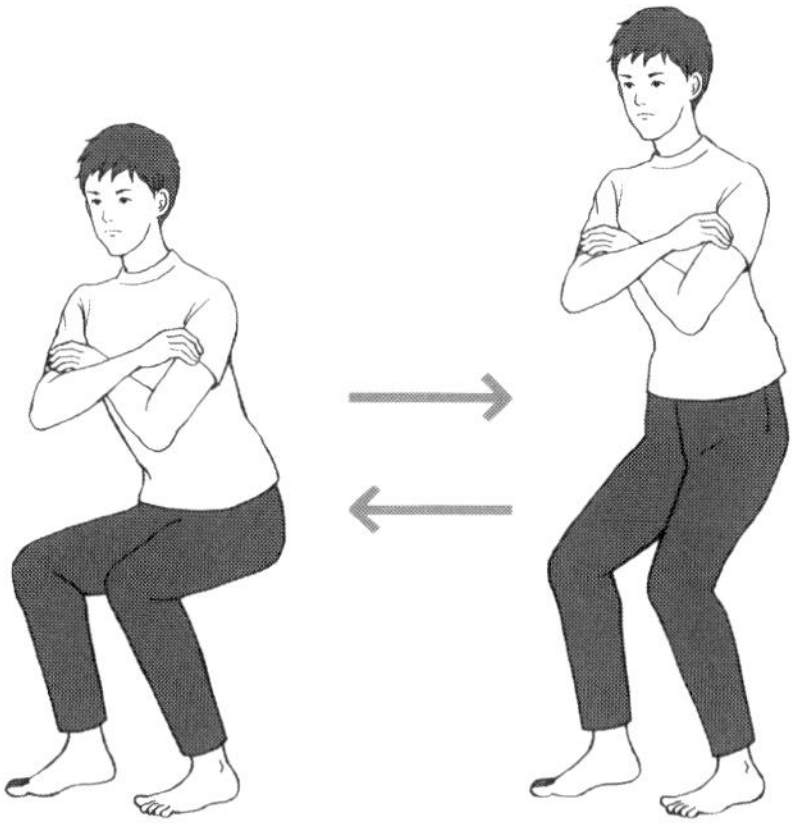

うです。一線で活躍を続ける方の意識の高さを表していますね。

大きな筋肉をしっかりと刺激することで、スリムな体形と健康維持に役立ちます。

やり方は簡単で、次の4ステップです。

①肩幅程度に両足を開いて立つ
②前方を向いたまま膝を曲げ、腰を落とす
③背筋は常にまっすぐに伸ばす
④息を吸いながらゆっくり腰を落とし、息を吐きながら立ち上がる

スクワットで刺激するのはふくらはぎ、太もも、そして、股関節と骨盤をつなぐ大

●「万歳ストレッチ」が全身に血流を巡らせる

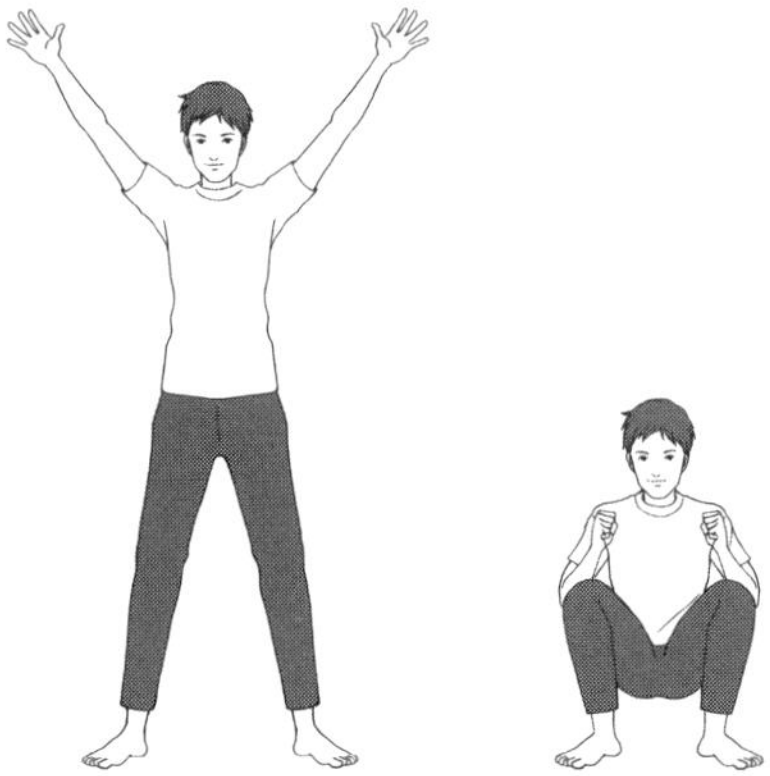

腰筋です。ふくらはぎや太ももは「第二の心臓」とも言われるほどの血液循環における重要ポイントで、**10回のスクワットでも血流がぐんぐん全身を巡り一気に体が目覚めるのがわかるはずです**。

目が覚めるだけではありません。大腿部や背中回りの「コア筋肉」がスクワットで刺激されることで、若返りのスイッチである長寿遺伝子（サーチュイン1）や活動のエネルギーをつくり出すミトコンドリアが活性化するとわかってきています。

このスクワットですが、もしもきつかったら、まずは「屈伸」から始めましょう。朝起きて、屈伸を10回。たったこれだけでも効果があります。

ちなみに私は、朝の歯磨きをしながら体を10センチほど沈めるショートスクワットをしています。これだけでも太ももにずいぶん負荷がかかり、体中がぽかぽかと温まってくるので取り入れてみてください。

次に「万歳ストレッチ」です（146ページの図）。今ご紹介したスクワットのしゃがみ時に手を握り、立ち上がる際に、万歳のポーズで手を開き、背中をぐっとそらします。手を下げるときは、肩甲骨をしぼりながら、両腕を両脇から下ろしていきます。これで下半身のみならず、肩甲骨のストレッチや背筋の刺激も加わって、効率のいい「全身運動」になります。

起きてからも布団でぼんやりした時間を過ごすよりは、1セット（10回）1分もからない「スクワット&万歳ストレッチ」で全身にエネルギーを巡らせる。それだけで、何倍ものアドバンテージをもって1日を始められるはずです。

健康メモ

ふくらはぎ、太もも、大腰筋を刺激して、体を起こす

第3の運動習慣

背中に「埋もれた翼」を羽ばたかせる

「肩甲骨回し」で、肩こりとメタボのダブル予防を

ビジネスマンの「健康の悩み」を聞くと、ほとんどが疲れ、そしてメタボです。疲れのなかでも、パソコン作業や運動不足、加齢などにより起こる「肩こり」に、日本人の約6割が悩んでいると言われています。**そのうちの7割が、5年以上の慢性的な肩こりに悩んでいるそうです。**

また、メタボについても「太ってきたな」という自覚がある人はもちろん、そうではない人でも内臓脂肪が気になってくるのが30代ではないでしょうか。

この2大問題にアプローチする簡単で効果大の運動をご紹介しましょう。

●「肩甲骨ぐるぐる運動」がやせる細胞を刺激する

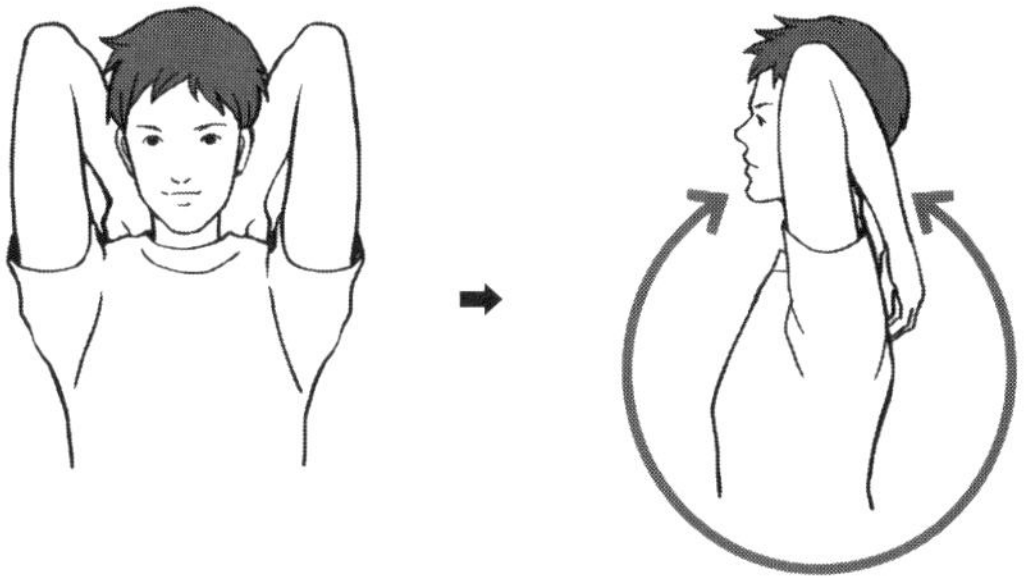

❶腕を耳につけて、手の指を肩におくところからスタート

❷肩甲骨をスライドさせながら前後に 10 回ずつ大きく回す

手の指を自分の肩におき、肘《ひじ》を外側になるべく大きな円を描いてぐるぐると回すのです。コツは肩を回すのではなく**「肩甲骨」を動かし、肘を後ろに回すときに、ぐっと「背中を絞る」**イメージです。

肩こりで普段動かしていない人はゴリゴリと音が鳴るのではないでしょうか。前に10回、後ろに10回。これを3セット30回ずつ行ないます。首のあたりがぽかぽかして、血液の流れがよくなるのを感じるはず。

私もデスクワークが多くなると、ずいぶん肩こりに悩まされたものです。肩こりが悪化し、目の疲れ、頭痛もひどくなり整体やマッサージに駆け込む。そんなことを繰り返していた時期もありました。

香港でお世話になっていたマッサージの先生からは**「みんな昔は天使の翼を持っていたのだけれど羽ばたかせずにいるから、埋もれてしまうんだよねー。ほら、あなたもガチガチになって肩甲骨（羽）に指が入らないよ」**と叱られていました。そこで、日常からできるメンテナンスとして教わったのが、先ほどの「肩甲骨ぐるぐる運動」だったというわけです。

この運動、肩こりに効くほか、褐色《かっしょく》脂肪細胞を刺激するメリットもあります。**褐色脂肪細胞とは、両肩から背骨にかけてのTの字のラインに存在する、脂肪を燃焼する細胞**。一般的に太っている人には少なく、やせている人には多く存在します。

この細胞が肩甲骨を積極的に動かすことで活性化するのです。たとえ1時間に30秒であっても、意識して刺激することで、全身の代謝も変わってくるでしょう。

大人になるにつれて忘れかけていた「天使の翼」を刺激して、肩こりと脂肪を減らし、ビジネスの世界で大きく羽ばたいていきましょう。

健康メモ

「脂肪を燃焼する細胞」を活性化させる

第4の運動習慣
歩くスピードを世界のエリートクラスに近づける
「2倍速歩き」で通勤時間が運動に変わる

健康で活力に満ちている人は、歩くのが速いのが常。

逆に、かかとを引きずって、ずりずりとスリッパ歩きをしている人は、大腰筋や太ももの筋力が弱っています。太ももを上げるだけの筋力がないのです。歩くスピードは落ち、老化のスピードは上がる一方です。

介護の仕事をしていたときにも痛感しましたが、これが高齢者になるともっと深刻です。元気だった方も、下肢《かし》の筋力が弱り、歩けなくなった方から順に認知症になってしまったり、寝たきりになってしまっていました。

また、歩行速度と将来の健康状態の関連を調べた興味深い論文もあります。35〜55歳の女性1万3535人を被験者に、歩くスピードを調査しておき、70歳になったときの健康状態を調べています。

認知機能や身体機能に障害もなく、精神的にも健康な状態でいられる確率（サクセスフルエイジング達成度）を計算したものですが、歩行速度が時速3・2キロ未満の人を1とすると、同3・2キロから4・8キロ未満の人は1・9倍、同4・8キロ以上の人は2・68倍という結果が出ています。**つまり、意識して速く歩くようにすることが、病気予防につながるということです。**

「歩くだけが運動になるの？」と思われる方もいらっしゃるかもしれません。

実は、**歩行（ウォーキング）は全身の筋力の80パーセント以上が参加する、とても効率のよい全身運動**なのです。歩くスピードを上げるだけで、健康でいられる確率が約2〜2・5倍にアップするのであれば、やらない手はありません。

●「スピードウォーキング」が一流のビジネスマンをつくる

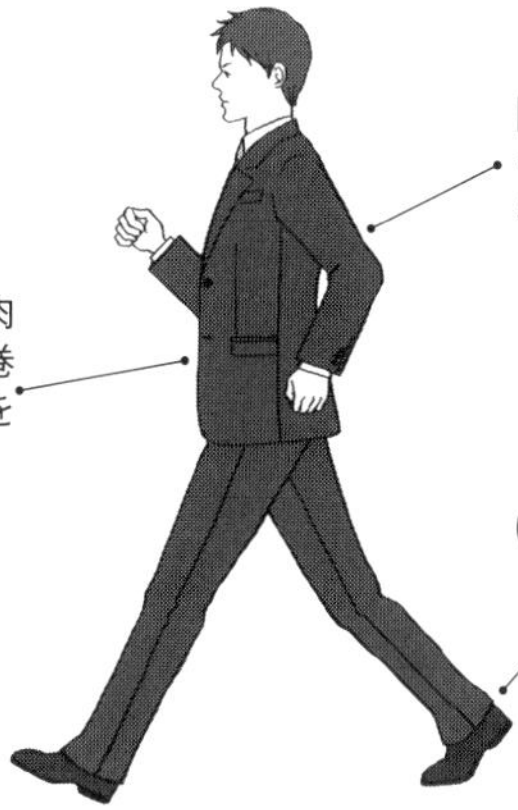
「1つ上の層の空気を吸う」イメージで、背筋を伸ばす
お腹と背中に「筋肉のコルセット」を巻いたイメージで力を入れる
いつもの「2倍のスピード」を心がける

普段の生活のなかでスピードウォーキングを取り入れる際は、3つのポイントを意識しましょう。

1つ目は、背筋を伸ばす（1つ上の層の空気を吸うイメージを思い出してください）。

2つ目は、お腹と背中に「ぎゅっ」と力を入れて歩くこと（こちらは、筋肉のコルセットをつくるイメージですね）。

3つ目は、**テンポよく2倍のスピードで歩くこと**です。2倍と言われてもピンとこないかと思いますが、心配無用。普段、多くの人は歩くスピードを気にせず、スマートフォンを見ながら恐ろしくダラダラと歩いています。

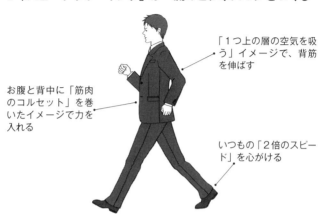

心の中で「2倍！　2倍！」と意識するだけでラクに実現できてしまいますよ。

歩行速度が速いのは、それだけで運動になっている証拠。

歩幅が大きくなると、股関節を後ろに伸ばして蹴る（股関節伸展）動きや、つま先で蹴る（足関節底屈）動きをより多くするので、筋力・柔軟性も必要になる立派な「エクササイズ」なのです。それに伴って姿勢を保つ筋肉も活性化されます。

ニューヨークや香港では、ビジネスマンたちの歩く速度に驚きました。まずは歩くスピードを世界のエリートクラスに引き上げていきましょう。

健康メモ

スピードウォーキングは将来の病気予防にもなる

第5の運動習慣

「1日1万歩」ではなく「1週間7万歩」と考える

ウォーキングはアプリで自動計測しながら取り組め

皆さんは、自分が1日平均して何歩くらい歩いているか意識しているでしょうか。

厚生労働省は健康を維持するための運動の目安として、1日1万歩を推奨していますが、なかなかクリアできないのが実情のようです。

「平成24年国民健康・栄養調査結果の概要」で日本全国の人の平均歩数を見ると、男性で7139歩・女性で6257歩と、国が推奨している1日1万歩までまだまだ足りない、という結果が出ています。

ちなみに、小学生の平均は2万歩と多く、逆に受験生はなんと1000歩未満に激減するそうです。

私が香港に住んでいた頃、朝、海岸に行くとたくさんの老若男女が朝のウォーキングを楽しんでいました。よくレストランに来てくれたビジネスエリートのお客様とお会いすることもしばしば。コンサルティング会社に勤務していた40代半ばのビジネスマンは、ウォーキングを効果的にする2つの工夫を教えてくれました。

1つ目は、**ウォーキングアプリを常にオンにしておくこと**。彼の場合、資料作成でPCを前に座っている時間が長いため、運動量が確保できているか測っていたのです。

私は当時レストラン勤務だったので、平均より少ないのではと恐る恐る測ってみると……予想以上に少なく、1日平均たった3000歩(!)しか歩いていませんでした。

まずは、皆さんも現状、自分がどれだけ歩いているのか（どれだけしか歩いていないのか）を把握《はあく》するところから始めてみましょう。

もう1つは、1日で1万歩ではなく**「1週間で7万歩」という考え方**。この1週間で帳尻を合わせる、という発想が、忙しいビジネスマンには必要なのです。

「1日1万歩を何としても」と決心しても、接待もあるし、出張もあるしで、なかなか実行できません。

これが1週間のトータルなら帳尻を合わせていくことができます。

しかも、アメリカのスポーツ医学会と疾病対策協会によると、「効果を考えると、必ずしも長時間の連続歩行である必要はない」という結果が出ています。つまり、30分歩くのと、10分3回の合計30分にしても大差がないそうなのです。

平日の隙間時間を活用し、少し余裕がある日にはランチ時にわざと遠くのお店に行くなどの工夫をしつつ、週末には多めに体を動かして、**1週間合計で7万歩を目指していきましょう**。


またも余談になりますが、ウォーキングを楽しくする私のお勧めは、オーディオブックの活用です。

オーディオブックとは、本をナレーターが読んでくれるサービスのこと。これをFeBeやiTunesなどでダウンロードし、スマートフォンに入れて聴きながら歩いたりランニングをするのです。

私は歴史小説や、経営者の自伝をよく聴いています。『三国志』などは、本で読むのとはまた別の臨場感があり、先が知りたいあまりにひと駅手前で降りて、15分ほど聴きながら歩いて帰るようになりました。

ウォーキングを楽しめて体も健康になるし、オーディオブックで心も元気になるというわけです。ぜひ試してみてください。

健康メモ

「聴きながら」だとたくさん歩ける

第6の運動習慣

週1回ジムに行くより、毎日会社の階段を使う

「1フロア手前」の積み重ねが大切

この30年、怒涛《どとう》の勢いで日本は近代化してきました。便利になった結果、私たちの体には何が起きたか。

健康への影響はもちろんさまざまありますが、一番大きな問題は、**日常生活をしていて下肢の筋力を使う機会が減った**ことと言えるでしょう。

昔はトイレにしても和式だったので、必然的にスクワットをしていました。またテレビもリモコンがなかったので、いちいちテレビのところまで行き、チャンネルを変えていました。

エレベーターもエスカレーターも整備されてきたのはこの20~30年です。便利に

なった一方で、私たちは階段の上がり下がりをすることが少なくなりました。

昔、介護施設は段差がない「バリア・フリー」が主流でした。しかしそれでは「下肢の筋力を使わなくなる」という理由から、わざと段差をつくる「バリア・アリー（有り）」を取り入れようという動きが出てきています。

運動習慣がない人は、30歳を過ぎた頃から「1歳ごとに1パーセント筋力が減る」と言われています。世界のエリートと伍して戦っていくビジネスマンの足腰が弱っているのでは話になりません。週末にジムでまとめて運動をするのではなく、ビジネスライフで太ももを意識的に使う機会を増やしていってください。

まずエネルギーが充実している朝に、職場の階の1フロア下で降りて、階段を使いましょう。これであれば、よほど急いでいるとき以外は実践できるはず。苦でない人は、さらに2階、3階と増やしていきましょう。

こういった「少し強め」の運動を「少し増やす」ことで、若返りの長寿遺伝子のスイッチがオンになり、代謝改善ホルモンのアディポネクチンの分泌も促されていきます。

アディポネクチンは脂肪の燃焼促進作用があるほか、傷ついた血管を修復したり、炎症を防いだりする作用、水分を保持するヒアルロン酸の合成を促進するなどの働きがあり、「奇跡のホルモン」とも呼ばれています。

エレベーターやエスカレーターがあっても「階段を使う」という選択が習慣になると、階段を上がるごとにコア筋肉が刺激されます。

階段を見つけたら「お！　ラッキー、若返りのチャンスだ」と思えるようになると最高ですね。スポーツジムに行く前に、日常生活のひと工夫で運動量を増やしていきましょう。

健康メモ

階段ウォークで「奇跡のホルモン」を出そう

第7の運動習慣

朝15分の「スロー・ジョギング」を心がける

自律神経を整えるごく簡単な運動

皆さんは、自律神経のオンとオフを意識したことがありますか?

睡眠の章でも触れましたが、私たちの体には自律神経という名の末梢神経《まっしょうしんけい》が全身に張り巡らされています。すべての機能を統括するコントロールタワーのような存在です。

普段はONとOFFがバランスよく切り替わることで正常に働いていますが、これが乱れると疲れが残り、「不調」の状態となって老化が加速します。年齢とともに、このバランスは乱れ、代謝が落ちる一方なので、意識して整えていく必要があります。

自律神経を整えるステップは3つ。

①朝起きたら、コップ1杯の水を飲んで**「内臓」**を起こしてあげる
②朝の太陽を拝んでセロトニンというホルモンを出して**「脳」**を起こしてあげる
③テンポのよい軽い運動をして**「体」**を起こしてあげる

この3つで交感神経にスイッチが入りますが、2と3を一緒にやってしまう賢い方法が、**早朝のスロー・ジョギング**。

朝の光を浴びながらのテンポのいいジョギングは、副交感神経から交感神経に切り替わるうえで、とても効果的なのです。

スロー・ジョギングにもコツがあります。

それは、**歩幅を小さくし、足音を立てないで走ること**。競歩のようなイメージです。スピードはそれほど速くなくていいのでテンポよく走り、きついと感じたらすぐ歩く。決して無理をしないことが大切です。ドスン、ドスン、バタバタ！　と足音を立てて走ると、膝に3〜5倍もの負担がかかるので気をつけてください。

このスロー・ジョギングの長所は、速さを競うものではないので、筋肉痛になりにくいことです。

付随的なことなりますが、2013年5月の『東洋経済』に、「皇居ランナーの大半は年収700万円を超えている」との記事がありました。ベネッセホールディングス社長の原田泳幸《えいこう》さんも毎朝約10キロのランニングをしているそうです。

ランニングについては、「たまに走るのならやらないほうがいい、という話を聞いたのですが」と質問されることがあります。私は「たまに」でも走ったほうがよいと答えています。

するとどうなるか。「たまに」と「たまに」の距離がだんだん縮まっていくのです。1か月に1度が、3週間に1度、2週間に1度……と変わっていく。そして「走るってやっぱり気持ちがいいものだな」という爽快感をたっぷり味わいましょう。これこそが、ランニングを習慣にする秘訣だと思います。

ランニングを始めると体調がよくなり、目に見えて肌つやもよくなり、アイディアが沸《わ》くようになり、行動力がつき……と、驚くほどいろいろなことがうまく回り始めます。

政治家でありランナー、執筆家でもあったジョン・ビンガムの言葉をご紹介します。「走り切ることが奇跡なのではない。スタートを切る勇気を持ったことが奇跡の始まりだったんだ」（The miracle isn't that I finished. The miracle is that I had the courage to start.）

ビジネスのパフォーマンスを上げるためにも、長期的に健康で活力を持って働き続けるためにも、朝の15分スロー・ジョギングの習慣を手に入れましょう。

健康メモ

「爽快感」も健康のもと、気持ちいい運動習慣をつくろう

EXERCISE
7つの運動習慣 まとめ

Point 1
体づくりは「姿勢を正す」から始まる

Point 2
スクワット&万歳ストレッチで、朝に差をつける

Point 3
背中に「埋もれた翼」を羽ばたかせる

Point 4
歩くスピードを世界のエリートクラスに近づける

Point 5
「1日1万歩」ではなく「1週間7万歩」と考える

Point 6
週1回ジムに行くより、毎日会社の階段を使う

Point 7
朝15分の「スロー・ジョギング」を心がける

CHAPTER

5

できる人のサプリメント活用術

SUPPLEMENTS

How to Take Supplements

サプリメントとはどう付き合えばいいのか

電子書籍を書いたあと、読者の方々から、

「サプリメントについても知りたい」

「サプリメントを飲んでいるけど、効き目がない」

「何を選んだらいいのかわからない」

などの質問を多数いただきました。

そこで、単行本化にあたり、新たに書き加えたのがこの章です。

現在はサプリメント専門職としての仕事に就いていますが、私がサプリメントに出会ったのは、今から19年前のアメリカでのこと。

１９９５年、20歳の私は大学を1年間休学し、アメリカの学校で日本の文化を紹介して旅をするというボランティア活動をしていました。私はこの旅で、実に多くのアメリカの家庭にホームステイをする機会に恵まれました。職業や家族構成などもさまざまでしたが、どの家庭にも共通してあったのがサプリメント。

話はさらに、その1年前にさかのぼるのですが、私が渡米する前の1994年に「栄養補助食品健康法DSHEA：Dietary Supplement Health and Education Act」によってサプリメント（栄養補助食品）というカテゴリーが生まれていました。

これをきっかけに、アメリカ人には「自分自身の健康のために、質の高いサプリメントを選択する」という健康への「自己責任」が求められるようになったのです（とはいえ当時のアメリカでは、ピザやコーラを食べても「サプリメントを飲めば大丈夫」という間違った空気が多分にあったように思いますが）。

さて、栄養素は基本、日常の食事からとることを前提に置いたうえで、私がサプリメントを部分的に活用したほうがいいと思う理由は3つあります。

1つ目は、野菜の栄養価の力が年々下がっていること。化学肥料や農薬が影響しているのでしょう。1963年と2000年で比較してみると、トマトのビタミンCは200ミリグラムから50ミリグラムへ。大根のカルシウムは190ミリグラムから24

ミリグラムと減ってきています。

2つ目は、30代ビジネスマンのライフスタイルです。**皆さんはお客様や部内の同僚との食事などのため、自分で食事をコントロールするのは難しい状況にあります。**食卓の欧米化により、動物性タンパク質、脂質、糖質が過剰摂取となり、一方では、ビタミン、ミネラル、食物繊維の摂取が激減。そのことへのケアは待ったなしです。

3つ目は、**「加工」で栄養が減ってしまうこと。**私たち人間は食材を「加工」して食事をしています。この加工技術で効率的に栄養を摂取できるようにもなりましたが、この火を通す、切る、水にさらすなどの過程で壊れたり減っていくビタミンがあります。

繰り返しますが、安易にサプリメントに飛びつくことには賛成しません。基本は、日々のバランスのよい食事です。しかし、これからは普段の食生活を「客観的」に意識しながら、「不足しがちな栄養素」をサプリメントでバランスよく補給するという選択肢もあります。

これから30代のビジネスリーダーを目指すあなたへ、サプリメントの基礎知識と、具体的にお勧めのものをご紹介していきます。

なお、サプリメントとしては、私がこれから取り上げるもの以外にもあるのではないか？　というご指摘もあるかと思います（たとえば、「疲れ」には高麗人参《こうらいにんじん》や、ニンニクなど）。しかし、ここではエビデンス（科学的根拠）があり、価格も手頃で、皆さんになじみのある成分に絞りました。

また、食事でその成分をとるならば何を食べるか、ということも併記していきます。

必須マルチビタミン&ミネラルでベースを整える

サプリメントのセミナーなどで話をすると、どうしても個別の問題点の話になりがちです。特に女性から、「お肌が気になるのですが、どんなサプリメントをとればいいですか?」などとピンポイントの質問を受けます。

この考え方自体が間違いなのです。

極端な場合などカロリーを気にしすぎて、食事自体をサプリメントだけにする、という方もいますが、すきっ腹にサプリメントだけを放り込んだり、過度に特定の栄養成分のみをとっているようでは、おそらく欲しい体感も得られていないはず。

アメリカにいた頃、栄養学のセミナーを聴講したことがありました。そこで説明があったのが「栄養素の桶《おけ》」の話です。

「木の桶」が縦に置いてある姿を想像してみてください。そして、その桶の側面の板

●栄養素の桶

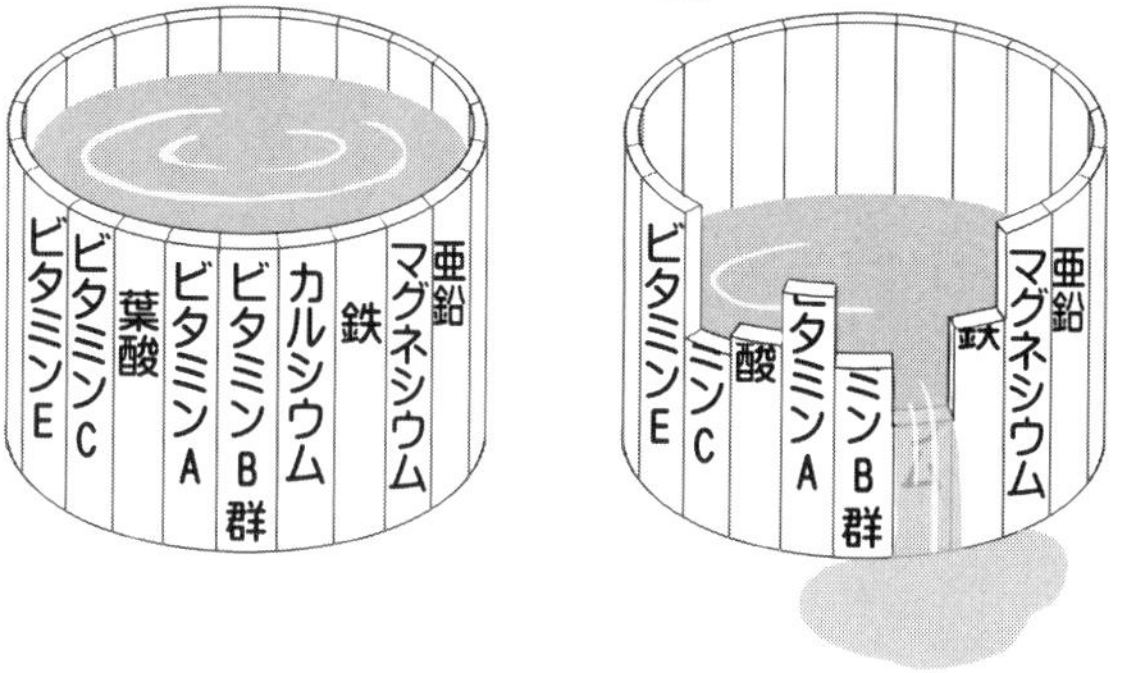

栄養のバランスが整っていると、高い位置まで水（元気）がためられる

どこかが低いと、水（元気）がこぼれ、水面も低く下がってしまう

1枚ずつが、栄養素になっています。

この板の高さが揃っていると桶の中には「元気」がたまっていきます。いわゆる「気」が満ちている「調子がいい」状態です。

仮に板の長さで1つでも短いものがあると、中にたまっていた水（元気）はどうなるでしょう。たちまち、低い板のところにできた隙間からこぼれてしまう。

栄養学で「リービッヒの桶（Liebig's Law of the Minimum）」という表現が使われますが、バランスよく栄養をとる理由はここにあります。**特定の栄養素だけを過剰にとっても、ほかの栄養素がとれていなかったらダダ漏れです。**

厚生労働省が公表した「2013年国民

健康・栄養調査結果」によると、カルシウム、亜鉛、マグネシウム、カリウム、ビタミンA、B1、B2、Cなど複数のビタミン・ミネラルが深刻な欠乏状態になっていることが明らかになっています。

ビタミン・ミネラルは、チームで働いているため、一緒にとることでよりパワーアップし、お互いを支えながら活躍します。

ビタミン・ミネラルの補充量が減れば、太りやすい状態（＝代謝の悪い状態）を自らつくることにもなりかねません。人体では生合成することができないので、代謝のよい体をつくるためにも毎日バランスよくとることが大切なのです。

とはいえ、お客様との会食などが続くと、自分が食事を選択できる状況は少ないでしょう。そういうときには、サプリメントの出番。

「ベストな状態で健康を維持すること」を米国ではオプティマム・ヘルス（Optimum Health）と言いますが、「最近の食事では、栄養バランスが偏っているだろうな」と感じたときは、ベースサプリメントとして、マルチ必須ビタミン&ミネラルを必要に応じて飲むようにしましょう。次項から個別のビタミンについて詳述していきます。

チャンスをつかむための「免疫力づくり」

介護事業に約10年間携わり、現在もサプリメントの開発を行なっているため、アンチエイジングの予防医学を学ぶことが多く、医療関係者ともよく接しています。

知り合いのドクターにサプリメントで何をとっているか聞くと、必ず名前があがるのがビタミンC。このドクターもそうですが、**ビタミンCは1日摂取目安の2〜3倍の量を「意識的に」飲んでいる**方が多いようです。その理由は……。

「職業柄、長時間の集中力を求められるため、極度の緊張を強いられ、常にストレス状態にある。それに、患者さんが来院される限り、自分が体調を崩し治療にあたれないということはあってはならない。つまり免疫力を常に高いところで留めておく必要がある。そのためにも、ビタミンCは欠かせない」

さまざまなシーンで強いストレスにさらされるのは、ビジネスマンも同じ。しかし、そう感じている暇がないほどアドレナリンが放出していて、ついついストレスケアを後回しにしがちです。そうこうするうちにストレスの影響で、体内のビタミンCはどんどん減っていっているのです。

ある臨床試験によれば、通勤前の体内ビタミンC濃度を100パーセントとすると、30分通勤電車で移動したあとには90パーセントに下がり、さらに乗り替えて60分後には66パーセントまで減るという結果が出ています。別の試験では、パソコン作業前の濃度を100パーセントとすると、30分後には57パーセントまで落ちるとの報告も。

ちなみに、タバコを1本吸うと体内のビタミンCは約25ミリグラム減少すると言われています。1日に必要とされるビタミンCの「最低」必要量は100ミリグラムですが、タバコ1本で一気に1／4を消費してしまうわけです。

さて、ビタミンCが不足すると、何が起きるのでしょうか。これはマウスでの実験例ですが、ビタミンCが不足したマウスは普通のマウスに比べて**約4倍の速さで老化が進む**ことがわかっています。

ストレスでビタミンCが減ることが疲れや老化に直結する。ビジネスマンがビタミン栄養素の中でビタミンCを一番多くとらなければいけない理由も、まさにここにあります。

さらにビタミンCには、ストレス対抗ホルモンをつくる「材料」になるという一面もあります。

人間には「副腎《ふくじん》」という臓器がありますが、ここから分泌される「副腎《ふくじん》皮質《ひしつ》ホルモン」は、まさにストレス対抗ホルモンとも呼べるスグレモノ。心や体のバランスを保つ役割を果たしているのですが、その材料となっているのがビタミンCなのです。ビタミンC不足により、抗ストレスホルモンも不足すると疲労や免疫力低下の原因になります。

しょっちゅう風邪を引いて、そのたびにチャンスを逃している人は大抵、ビタミンC不足です。上手にビタミンCをとってストレス耐性を高め、チャンスをつかむ確率も上げていきたいものです。

ビタミンCには、知っておいてほしい特徴があります。まず、水溶性で水に溶けやすいこと。

私たちの体の約60パーセントは水分なので、たっぷりの水分をとって体の中をビタミンCでひたひたに満たすイメージです。

私もランニングなどをするときは前後にたっぷりのビタミンCをとっておきます。運動の爽快感は何とも言えませんが、どうしても細胞をサビさせる活性酸素も同時に出てしまいます。ビタミンCで随時除去していくようにしています。

また、ビタミンCは大量に消費されるため、体内に長く留めておくことができません。そのうえ、調理の加工過程（水にさらす、熱を加えるなど）で壊れやすい成分でもあります。

ですから、意識して「多めに」「こまめに」とることが肝要です。目安としては1000～2000ミリグラムを1日に3回朝、昼、晩と分けてとります。

食品ですと、フレッシュな野菜やフルーツを「今までの生活の2倍！」を意識して食べていきましょう。とはいえ、仮に1日1000ミリグラムのビタミンCをとろうとすると、レモンを約50個食べる計算になり至難の業です。多め、こまめに摂取を心がけようとするとサプリメントを上手に活用するのがよいでしょう。

ビタミンCと「これ」をセットにすると、効果倍増！

「ビタミンCをたくさんとる」を、すでに実行している方も多いかもしれません。しかし、ビタミンCと一緒にとることで効力を高められるものがあるとご存知でしょうか。

それは、ビタミンAとEです。この3点セットで、**「抗酸化のACE（エース）」**などと呼ばれます。

ビタミンCはストレスケアをしてくれるとともに、老化や動脈硬化を防ぎ、血管を健康に保ってくれます。これに加え、ビタミンEは生活習慣病を予防してくれますし、ビタミンAは目や肌の健康も守ってくれます。男性でも肌がみるみるうちにきれいになっていくので、その変化を実感できるでしょう。

香港でエステを経営されている方から面白い話を聞きました。**お客様の肌に触れたとき、「抗酸化ビタミンをとっているか否か」が90パーセントの確率でわかる**と言うのです。

「肌でもこれだけ違いが出るということは、体の中でも同じように違いが出ているんでしょうね」

そう聞いてから、私は抗酸化系のビタミンはしっかりとるようになりました。

そういえば、香港ではレストランの女性スタッフたちが、休憩時間のおやつにアーモンドをポリポリと食べていました。

曰く、「アーモンドは『食べる美容ビタミン』」とのこと。

確かに、アーモンドにはたっぷりのビタミンEが入っていますから、まさにその表現がぴったりでしょう。

ただし、2倍の摂取をお勧めしたビタミンCと違い、ビタミンAとEは脂溶性《しようせい》なので、過剰に摂取すると肝臓に負担がかかってしまいます。

マルチビタミン&ミネラルをベースサプリメントとして飲む場合は、過剰摂取にならないように気をつけてください。食事とのバランスにもよりますが、書かれている1日分の目安量もしくは、2日で1日分を摂取するぐらいでもいいでしょう。

腸を「免疫ファクトリー」にするか、「毒ガス工場」にするか

もう10年以上も前のことになりますが、SARS（重症急性呼吸器症候群）という病気が流行したのを覚えているでしょうか。トロント、シンガポール、ハノイ、香港、台湾、及び中国の広東省《かんとんしょう》、山西省《さんせいしょう》に広がり、世界を震撼《しんかん》させました。

レストランで一緒に働いていた香港人スタッフが当時の様子を教えてくれました。ショッピングモールなど人ごみの多い場所で、誰かが咳払いをしただけで、その場から全員が一斉に飛びのいた。多くの店や会社が一時閉鎖となり、街はまるでゴーストタウンのようだった――と言います。

あるとき、香港のコリアンタウンに食事に行くと、興味深い新聞記事が掲示されていました。香港に住む多くの韓国人は、SARS（急性重症肺炎）を発症しなかった。その秘密は「キムチ」にあった、という内容でした。

キムチは、ビタミンをはじめ「食物繊維」「乳酸菌」をたっぷり含む発酵食品です。「人

体の最大の免疫器官」である腸の健康を保つには、非常に有用な食べ物。SARSに韓国人がかからなかった理由のすべてをキムチに集約するのは無理がありますが、キムチが腸の環境を整え、免疫力を高めていたということは十分に考えられる話です。

腸は食べ物の栄養を吸収して全身に運ぶ起点となると同時に、細菌やウイルスなど外敵の侵入を防ぎ、腸内で発生する有害物質を排泄する役割を担っています。外敵と戦う免疫細胞の実に70パーセントが腸内に集中し、24時間365日戦い続けているのです。

腸内では善玉菌＝約25パーセント、悪玉菌＝約5パーセント、日和見菌＝約70パーセントの割合で細菌がバランスをとって活動していますが、ストレスを受けやすい繊細な器官でもあり、暴飲暴食やストレスで腸の老化は進みます。

腸が老化するとどうなるか。便秘・下痢、肥満、肩こり、疲れ、免疫の低下などの原因となり、ビジネス生活にはマイナス要素ばかりです。

腸をいたわり、善玉菌のシェアを優勢にして「**免疫ファクトリー**」とするのか、悪玉菌をはびこらせ「**生ゴミを発酵させる毒ガス工場**」とするのか。ビジネスパフォーマンスにもかかわってくると思いませんか。

さらに深刻な話として、心身の病気への直結も考えられます。日本人の便の量は食物繊維量に比例して減少していますが、それに対し糖尿病とうつ病の患者数が右肩上がりに増えているのです。また、ガン患者の便を調べると、悪玉菌が30パーセント以上で善玉菌はゼロに近くなっているそうです。

腸にいい食事でお勧めしたいのが、日韓伊の食文化を融合した私のオリジナルレシピ、**「納豆キムチ&オリーブオイル」**です。キムチの乳酸菌は、納豆菌と手を組むとどんどん増えて善玉菌の餌になります。納豆とキムチの食物繊維も、腸の中の不要物を絡めとって外に出してくれる役割を担います。

さらに、そこにオリーブオイルをひとたらし。私がイタリアに住んでいたとき、便秘になると小さじ1杯のバージン・オリーブオイルを飲まされ、それで胃腸の調子が整えられていました。美味しく整腸作用も抜群なのでぜひお試しあれ。

腸をケアするサプリメントとしては、食物繊維と乳酸菌やビフィズス菌を定期的にとること。乳酸菌やビフィズス菌入りの青汁なら、両方を一度にとれます。

ワンランク上の「疲れケア」

香港でお世話になっていたドクターから、「『疲れ』にもっと敏感になりなさい。疲れは『休め（Take a rest.）』のサインだよ」とアドバイスを受けたことがあります。

運動による筋肉疲労はわかりやすく、ランニングをしていてもエネルギーが枯渇《こかつ》したり疲労がたまってくると、同じスピードで走ることができなくなります。さらに疲れれば歩いたり、立ち止まったりせざるをえませんよね。

仕事でたまる疲れは運動の疲れよりも深刻なのに、「仕事ができなくなる」という局面にまで陥《おちい》ることは病気を除くとなかなかありません。

だからこそ、**「最近疲れたな」という感覚をもっと大事にしてほしいのです**。「疲れ＝休め」のサインを見逃してしまうと、ストップ機能のないロボットのように永遠に働き続けてしまうかもしれません。

「疲れたな」を放っておくと、何が起きるか。身体的には、免疫力が低下して風邪を引きやすくなり、肩こりになったり、胃腸の調子に乱れが出てきたりします。また精神的にも、集中力が持続できなくなる、心に余裕がなくなりイライラする……など、ビジネスマンとしてのパフォーマンスが確実に落ちていってしまうのです。


大切なのは、とことん疲れる前に、先手を打ってこまめにリセットしていくこと。

香港ではマッサージをする場所が街角によくあるのですが、そこで面白いことを聞きました。

「スポーツなど体を動かすとき、一流の人はスポーツをする前にマッサージに来る。筋肉をもみほぐし、関節の可動域を広げパフォーマンスを上げるための準備を事前にしている。二流の人はスポーツが終わってから来る。三流の人は数日たって疲れに耐えかねてから来る」

一流は常に先手を打っている。言い得て妙だと感じ入りました。


疲れ対策として、意識してとっておきたいのは、**ビタミンB群**です。

ビタミンB群は、それぞれ助け合いながら、脳や神経、皮膚などを健康に保つビタミンです。また、炭水化物をはじめとする3大栄養素の代謝や、エネルギーの産生を補助する働きもあります。ほとんどのビタミンB群は、エネルギーの供給や老廃物の代謝に貢献する元気の素で、どれが欠けても疲れやすくなります。体を動かす際には、先手を打ち、意識してとっておくことが大切です。

豚肉、レバー、ニンニク、マグロの刺身などの食べ物からとれますが、疲れを感じるときは、食事だけではバランスよくとれていない可能性もあります。

日本人には「疲れを押して頑張ることが美学」のような空気感があります。しかし、繰り返しますが**「疲れは体の異常を伝えるアラート」**です。高いクオリティの仕事をするには、「疲れのサイン」をいち早くキャッチし、こまめにリセットしていくことが必要なのです。

最近では、ビタミンB群の動脈硬化やアルツハイマーなどに対する有効性を示す論文も出てきています。水溶性なので、少し多めにとっても使われない分は尿から排出されます。基本の生活をベースとしながら、うまくビタミンB群を取り入れていってください。

「太陽のビタミン」で病気にならない体をつくる

ビタミンDという栄養素を聞いたことがあるでしょうか。

隣のアルファベットなのに、ビタミンCなどと比較すると知名度は低いかもしれませんね。

私がこのビタミンDを知ったのはイギリスのドラッグストアでした。

イギリスに行ったことがある方はわかると思いますが、いつもどんよりした雲が空を覆っており1年を通して雨が多い場所です。また、「1日の中に四季がある」と言われており、急に雨が降ったり寒くなったりもします。

そんなイギリスのドラッグストアで、ビタミンDについて聞くと、

「ビタミンDは太陽の光を浴びて体内でつくられるビタミン。だから『太陽のビタミン』とも言われている。イギリスは日照時間が極端に少ないから、ビタミンDをサプリメントでとるのが主流なんだ」

と、小雨の降る外の光景を指さしながら説明してくれました。

このビタミンD、もともとは、骨、運動機能向上、カルシウム代謝の正常化の栄養素として知られていました。加えて、現在注目を集めているのは「免疫アップ効果」です。

特に、ビタミンDを摂取していた群はしていない群に比べて、インフルエンザの発症率が半分近くまで抑えられたという報告もあります。

今まで日の当たらなかったビタミンDですが、研究が進むにつれて注目度が増し、米国のビタミンD市場は２００６年の２・７億円から２０１１年には１４１億円と5年間で約50倍にまで成長しているのです。

健康界の注目株、ビタミンDをとる方法は2つ。

1つ目は、日光浴です。夏なら半袖・短パンで週に3回、30分間ずつ日光浴すれば、ほぼ十分なビタミンDがつくられると言われています。

2つ目は、食事から。効率的にビタミンDをとれるのは魚で、なかでも、１００グラムあたりのビタミンD量が多いのは、イワシの丸干し（50マイクログラム）、シラス干し（61マイクログラム）、紅鮭（33マイクログラム）、サンマ（19マイクログラム）などです。

私があなたに、ビタミンDのサプリメントをお勧めする理由は、一般的なオフィス内での勤務スタイルを考えれば、半袖短パンで30分の日光浴をしたり、イワシの丸干しを日々食べることは現実的には難しいと思うからです。

ビジネスリーダーはもっと免疫維持向上の必要性を理解し、細心の注意を払うべきです。

香港で「健康マネジメント」についてインタビューを重ねていたとき、あるビジネスマンに「たまにずる休みしたくなったりしないの？」とサラリーマン根性で質問をすると、次のような答えが返ってきました。

「チャンスをつかみ、ものにする人の最初の条件は、健康を最善の状態で保っていること。**ＶＩＰ顧客が来たときに、私が体調を崩していたなんてことがあったら、もう頼りにされない。**常に最高のサービスを提供し、いつ来るかわからないチャンスをつかむために、健康に常に気を配っておくことは最低限の仕事なんだよ」

この強烈なプロ意識。お給料をもらうために仕事に行く、というサラリーマン的発想ではなく、お客様に常に質の高いサービスを提供し続けられるよう、自分の健康を常にマネジメントしていくという発想です。

5つ星ホテルのコンシェルジュ、ミシュランに掲載されるレストランの料理人、ソムリエたち、そして金融の世界で億単位の資産管理をしているビジネスリーダーたちは皆、同じことを言っていました。

彼らにとって、**免疫を常に高い状態でキープしておくことは基本中の基本**なのです。

日照時間の少ない冬のあいだや、「最近、日光に当たる時間が少ないな」と感じたときは、免疫向上の手段の1つとしてビタミンDを活用してもいいのではないでしょうか。

ただ、ビタミンDは脂溶性のビタミンなので、過剰摂取しないように注意しましょう。

脳を日夜フル回転させているあなたの「ブレインケア」

先日、ハワイに行った際にビタミンワールド（Vitamin World）というサプリ専門店に立ち寄りました。

「一番売れているサプリメントは何？」と聞くと、「フィッシュオイル！（Fish Oil）」と出してくれたのが、DHA、EPAです。

「海に囲まれているのに、Fish Oilなの？」と質問をすると、

「アメリカ人は海に囲まれていても肉とポテトが好きだからねー」

とニヤリと笑いながら答えてくれました。

アメリカ人ほどではないにしろ、私たち日本人も肉を頻繁に食べるようになったのは確かです。

50〜60年前と比べて、日本人の動物性脂肪の摂取量はどのくらい増えていると思

いますか？　**答えはなんと４倍**。かつて肉よりも魚を多く食べていた日本ですが、２００６年に日本人の肉類を食べる量が、魚介類を超えました。その後も「魚から肉へ」の傾向は続き、２０１２年には日本人１人当たりの食べる肉類が88・９グラム、魚介類が70・０グラムと、その差が大きく広がっています。

もちろん、動物性の脂も大切なエネルギーです。しかし、過剰に摂取すると血管の中にベットリと残り、血液をドロドロにする要因になってしまいます。そこで活躍するのが、ＤＨＡ、ＥＰＡです。

「青魚は血液をサラサラにしてくれる」と聞いたことがあるでしょう。

魚をたくさん食べれば大丈夫。そんな風にも聞こえますが、普段の生活の中でとれるＤＨＡ、ＥＰＡだけだと、必要と言われる摂取量１０００ミリグラムの40パーセントにも届いていません。

実例をあげましょう。

仮に青魚から今述べた必要量をとろうとしたら、中ぐらいのマイワシを毎日１匹食べる計算になります。「なんだ、私は意識してそのぐらい食べていますよ」という声も聞こえてきそうですが、調理時の加工でDHAは焼き魚では20パーセント、揚げると約50パーセントも成分が流れ出てしまうと言われています。

取引先との会食や出張など、なんらかの理由で十分に魚介類がとれない場合は、サプリメントで補うのも理にかなった選択だと思います。

私がビジネスマンの皆さんにDHA、EPAをお勧めする理由は2つあります。

1つ目は、ビジネスマンがフル回転させている脳の栄養素になるからです。DHA、EPAは血液サラサラ成分としても優秀ですが、DHAは脳内神経細胞の膜に多く含まれていて**「ブレインフード」**とも呼ばれています。

イギリスのルーカス博士らは300名の未熟児の7~8歳時の知能指数（IQ）を調べる際に、DHAを含む母乳を与えられたグループと、DHAを含まない人工乳を与えられたグループの比較研究を行ないました。結果は、DHAの豊富な母乳で育てた子供のIQ平均値 103・0。DHAを含まない粉ミルクで育てた子供のIQ平均値 92・8と、開きがあったことを報告しています。脳を酷使するビジネスマンにとっては、必須の栄養素でしょう。

また、欧州食品安全機関ＥＦＳＡ(European Food Safety Authority)という審査機関は、「ＤＨＡは正常な脳機能の発達に寄与する」十分な科学的根拠ありとして、機能性の表示を認めています。

さらに、日本では、脳機能とは別の点でも評価をされています。２０１２年の消費者庁「食品の機能性評価モデル事業」において、ＤＨＡ、ＥＰＡに代表されるｎ‐３系脂肪酸の機能性の評価結果は、心血管疾患リスク低減、血中中性脂肪低減作用、関節リウマチ症状の緩和でＡランクの評価を得ています。

食事でとるとしたらやはり一番は新鮮な魚です。なかでも青魚をたっぷりと、できれば生で頂くといいでしょう。

なかなか難しいときは、ＤＨＡ、ＥＰＡのサプリメントを利用しましょう。適正量を守っていれば過剰摂取になることはまずありません。

よいアウトプットをするために、よいインプットを心がけてください。

意外と知られていない！ 6か条の注意点

最後に、意外と知られていないサプリメントを活用する際の注意点をまとめましたので、参考にしてください。

①体感を他人と比べない

毎日ラーメンを食べている男性と、ベジタリアンの女性。40キロと80キロの人、若者と高齢者、便秘な人とお通じのいい人――それぞれを比べれば当然、同じように飲んでいても体感は変わってきます。他人ではなく、「今までの自分」からの変化を気にかけましょう。

②薬との飲み合わせはドクターに確認する

病気や薬を飲んでいる方は自己判断せずに医師に確認すること。代表的な例をあげれば、ワーファリンという薬を飲んでいる方は、青汁などを控えるように医師から指示されているはずです。薬との飲み合わせが気になるケースは必ず確認をしましょう。

③薬ではありません。速効性を求めない

サプリメントは薬ではありません。徐々に体に作用していきますので、1か月半〜3か月を目安に気長に続けていきましょう。

④水やお湯で飲む

コーヒーやお茶などで飲むとカフェインやタンニンの影響を受ける可能性があります。

⑤飲むタイミング

薬事法という規制があり、健康食品は医薬品と分類されるため、「いつ飲む」という指定ができないようになっています。

しかし一般的に、食事をする時間に体は栄養を吸収する準備ができていますし、食事と一緒にとることで緩やかに体に吸収されていきます。食後30分以内をお勧めします。

⑥冷暗所に保管する

たとえば、ワインを日の当たる場所に置いておいたら、品質が劣化することは皆さんもご想像がつくことでしょう。サプリメントにも同じことが起こります。極力、よい状態で摂取するためにも、冷暗所に保管するといいでしょう。

CHAPTER

6

一流の習慣をつくる方法論

RULES

Make It a Habit

一生モノの財産にするか、いっときの「へぇ！」で終わるのか

これまで食事、睡眠、運動の習慣、さらにはサプリメントの活用法をご紹介してきました。

それぞれに「習慣」とつけたのは、どれも実行してみて、継続していかないと効果が出ないからです。

実際に本やセミナーで知識を得て、**「実行したいと思う人が1000人いるとしたら、実際に行動する人は100人。そして、続ける人は1人」**と言われています。

逆に、いったん習慣になってさえしまえば、1000人から一歩抜きん出たことになります。同時に、他人との比較を抜きにしても、「一生モノの財産」を身につけたことになるのです。

もちろん、最初は意識することが必要です。

朝起きたら日の光を浴びる。出社時、1フロア分だけでも階段を使う。

昼はベジタブルファーストで食べる。社内で2倍のスピードを意識して歩く。

夜は夕食時に白米1／2を意識してみる。寝る前に軽くストレッチをして体をほぐしてから眠りに就く……。


本書で紹介したのは、どれも「ほんの少し」の行動ですが、積み重なることで相乗効果となり、あなたの体は「太らない」「疲れない」体へと変わっていきます。

最初は意識しないとできなくても、続けているうちに、朝起きて顔を洗うのと同じような習慣へと変わっていきます。


香港で出会ったコスメのブランドマネージャーは「健康マネジメント」への取り組みについて、**「プロダクトライフサイクル」**という概念で説明してくれました。

プロダクトライフサイクルとは、商品やサービスの寿命のことを指します。すべからく「導入→成長→成熟→衰退」という一連の流れを踏んでいきますが、プロダクトの担当者は、いかに、この商品寿命を長くできるかをマネジメントしていくことに心血を注ぎます。

●ビジネス人生も「ライフサイクル」で考える

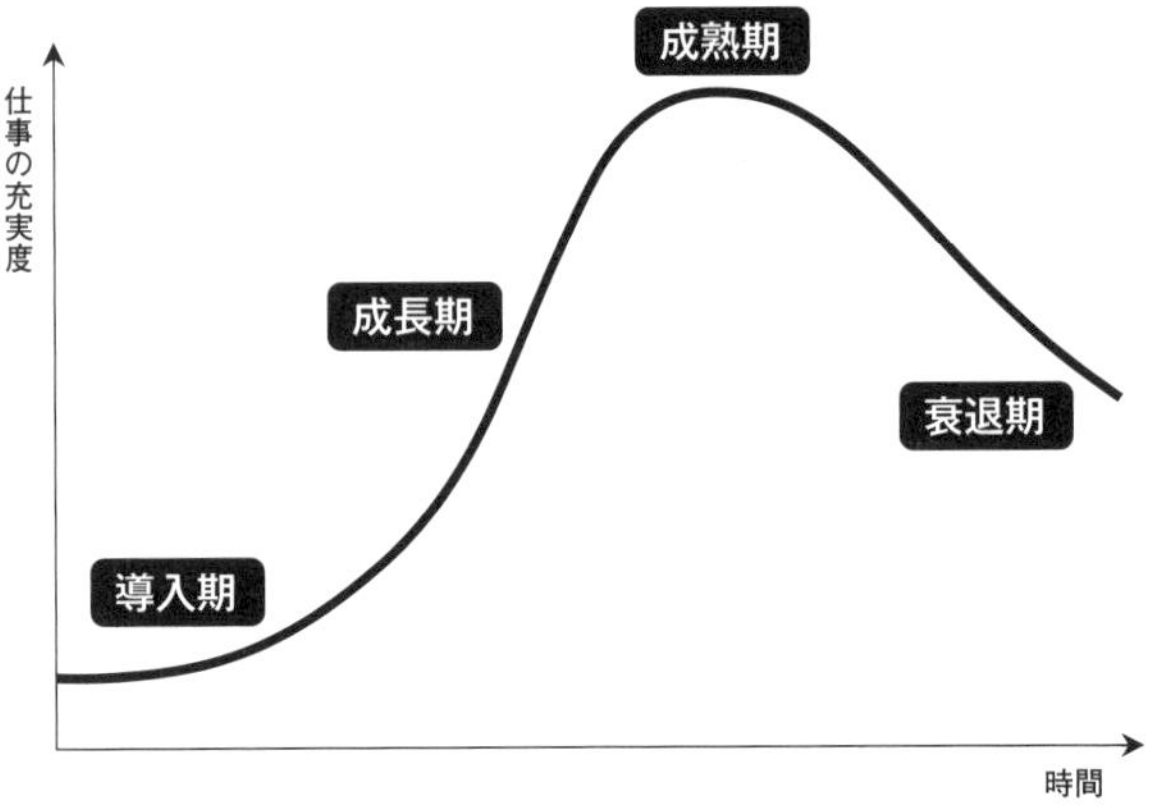

ビジネスマンとしてのあなたをこのライフサイクルに置き換えると、30代はまさに成長期を迎えている最中。ビジネスシーンにおけるライフサイクルを長くしていくためには、成長期をどれだけ長く保つことができるかも重要なポイントです。

また、先を見越して準備しておかないと、成熟期、衰退期につるべ落としのように短期間でそのライフサイクルを終えていく商品もあります。

ビジネス上の概念を自分の人生にあてはめてみると、今、どの「習慣」を手に入れておく必要があるのかが見えてくるかもしれません。

「自然と毎日やってしまう」7つの方法論

習慣を変えたい、と思っても、私たちはこれまで繰り返し積み重ねてきた習慣の集大成の生き物。一気に変えるのは容易ではありません。

そのためにも「方法論」があります。

「新しい習慣」を手に入れていくメソッドを7つご紹介していきましょう。

向こう数十年分の「健康手形」を手に入れるためです。一つひとつ取り入れていってください。

The Seven Rules

1 3日坊主でも大丈夫。それを続ける

「3日坊主を30回続けると、3か月続けたことになる」とは、作家であり、心理学者でもある千葉大学名誉教授の多湖《たご》輝《あきら》さんの言葉です。毎日できなくても、できるとき

に行なう。まずは、この積み重ねでいいのです。

たとえば、朝のランニングを始めたのに、筋肉痛で3日坊主で終わってしまったとします。このときは、4日目は体を休めて痛んだ筋肉が修復されている（超回復）期間だと捉えればいいのです。そして1～2日休んだら、また走り始める。これを繰り返していけば十分です。

こんな方法もあります。奇数の日だけ、5分だけ（約1キロ）走ったとします。これを1か月間行なったとしたら、15日15キロ。3か月続けたら45キロです。このペースで体が慣れてきたな、と思ったら距離や回数を増やせばよいのです。

「2日に1回5分走る」という習慣が1か月で手に入っただけで、体の軽さも、気持ちも全く変わってきているはずです。

まずは「3日坊主を続ける」というスタンスでいきましょう。

The Seven Rules
2
「カレンダーを活用する」

新しい習慣をつくるうえで、目に見える成果があると人は行動しやすくなります。ぜひ活用していただきたいのがカレンダーです。

たとえば寝る前の5分間ストレッチができたらカレンダーに○を、できなかったら×を書き入れる。たったこれだけです。

人は不思議と○の数を集めたくなります。昔、夏休みにラジオ体操に出席してハンコを集めたあの感覚です。

○は自分との約束が守れた象徴。○が増えていくと自信にもつながりますから、お金がかからなくて新習慣が手に入る最強の方法かもしれません。

The Seven Rules

3 目標は文字より写真で

1章で、健康意識が高い人は「未来のビジョンが明確」と書きました。未来のビジョンとはつまり、「将来やりたいこと」です。

これを「ぼんやり」「なんとなく」ではなく、より具体的にしていくことがモチベーションになります。

よく言われているように、「目標は書き出す」のが効果的ですが、さらに一歩進めた方法として、目標を「ビジュアルイメージ」にしておくことを提案します。

たとえば、スマートフォンの活用です。

新しい習慣を手に入れたら自分はどんな生活をしているのか、どんな服を着ているのか、どんな食べ物を食べているのか――。そんな、新しい習慣を手に入れた**「ちょっと先の未来」を想像**します。

そしてインターネットの検索サイトで画像検索をしてみましょう。さまざまな画像が出てきますから、それをスマートフォンのアルバムに入れておくのです。折に触れて使うスマートフォンです。ちょっとした隙間時間に自分のほんの少し未来の姿をビジュアルで先取りして見ておくことは、新しい習慣を獲得するうえでプラスになるはずです。

パソコンでももちろん構いません。

先にも触れたように、便利な世の中になったせいで、私たちの健康が脅かされている側面はありますが、一方で健康に役立てるツールは豊富になったとも言えます。

The Seven Rules

4 気合いよりも、「準備」に力を入れる

人は、「コンフォートゾーン」からなかなか抜け出せません。

コンフォートゾーンとは、「内面の心地よいと思える領域」です。変化がないからリスクもない。冷たくも熱くもないので「ぬるま湯」と表現する人もいます。人が変化を嫌う理由もここにあります。

朝、ランニングしようと思っても「ちょっと寒いから」「ランニングシャツの場所がわからないから」「昨晩、ちょっと遅かったから……」などなど、自分でも驚くほど、言いわけがいくらでも出てきます。そして結局、いつもと同じ「あと5分だけ寝よう」を繰り返す。そしてその習慣はますます強化されていってしまうのです。

この悪循環を断ち切るためには、新習慣を始めやすい環境を「準備」してしまいましょう。

朝、ランニングをするなら、「前の晩」にシューズ、シャツ、短パンなどを準備しておき、起きてすぐに目につくところに置いておくわけです。

これによって、準備の過程で自己暗示効果が狙えます。自然と次の日にやることが意識の中にインプットされていくのです。

もう1つ、翌朝すぐに目につくので、「余計な言いわけ」を考える隙がなくなり、スムーズに行動に移しやすくなる効果があります。気合い、根性、努力よりも**「環境の準備」**に力を入れていきましょう。

The Seven Rules

5 ブタの貯金箱「ご褒美効果」を味方につける

懇意にさせていただいている整形外科の先生に、新しい習慣を身につけるコツを伺ったところ、「100円ショップでブタの貯金箱を買って来なさい」とアドバイスを受けました。

新しい習慣、たとえば「毎朝、1フロアは階段を使う」という行動が**実行できたら、100円をブタの貯金箱に入れる**。これを繰り返し、満タンになったらブタの貯金箱を壊し、たまったお金で自分にご褒美を買う。

「人は報酬《ほうしゅう》があると頑張れるから、その効果を利用するんだ」というわけです。

脳は唯一、ご褒美を欲しがる器官です。

100円ショップのブタの貯金箱で新しい習慣が身につけられるのであれば、こんなに費用対効果のよい買い物はないでしょう。

私は毎朝3キロ、ランニングをしていますが、この習慣が身につくまで「ブタの貯金箱ご褒美効果」を活用していました。ぜひ、お試しください。

The Seven Rules

6 周囲に宣言する

健康習慣に取り組む際には、運動であれ、ダイエットであれ、家族や同僚に宣言してしまいましょう。

ハーバード大学のダイナ・ポメランズの有名な実験があります。貯金の目的と金額を公表した場合と、秘密にした場合とでは、公表したほうが平均で65パーセントも貯金額が増える結果となりました。

私たちには、**自己の一貫性を保とうとする本能**が備わっています。口にしたことは周りからの評価もあるため、なんとかやり遂げようと行動につながっていくのです。

また宣言すると、**自然と健康に関心を持っている仲間が増えてきます**。

たとえば、お昼を一緒に食べに行っても、「ベジタブルファーストだから、野菜から食べよう」とか、「白米を少し残して、炭水化物を控えめにしよう」などの会話が自然と出るようになります。それが当たり前の環境になってくると新しい習慣は無理なく定着していくものです。

周りが常に白米を大盛りにして、毎晩飲み歩いている環境（仲間）だと上手くいきません。ぜひ、自己一貫性の法則を活用してみてください。自分だけでなく、周りも一緒にいい方向に変わっていきますよ。

The Seven Rules

7 健康情報にアクセスする「仕組みをつくる」

健康関連の雑誌はいくつもありますが、健康意識の高い方以外は、ほとんど手に取らないか、コンビニで立ち読みするぐらいなのではないでしょうか。

今まで世の中は治療（Cure）が主体だったので、ビジネスマンに健康の最新情報は不要だったかもしれません。でも、これからは予防（Care）の時代。栄養やアンチエイジングの研究が日進月歩で進化を遂げ、情報が目まぐるしく更新されていっているのです。

サプリメントの分野でも、ビタミンDのようにひと昔前はあまり注目をされなかったのに次々と研究論文が出され、急に脚光を浴びる成分もあります。また、レスベラトロールのように長寿遺伝子を活性化する奇跡の成分と言われていたのに、それに反論する論文が出されたりもします。

健康は未来への投資であると考えるなら、**常に最新の情報に手が届く仕組み**をつくっておくことも大切です。ビジネス雑誌を定期購読するように、健康雑誌も定期購読し「健康マネジメントは仕事の一部である」という意識を持つという手段もあります。会社に届くようにするのもよいかもしれません。

おわりに

最後まで読んでくださり、ありがとうございます。

読んでいる最中、心の中からいろいろな声が聞こえてきたかもしれません。

「どうせ俺は、海外勤務じゃないし。エリートは別の人種」
「思ったよりも共感するところが多かった。やってみようかな」
「今まで、健康の取り組みをやってみたけど、挫折《ざせつ》した。今度もダメに違いない」
「この本をいいきっかけにもう一度チャレンジしてみよう」

プラスとマイナスの声が、交互に聞こえてくるはずです。

今まではどちらの声に従ってきたでしょうか。今日からは、どちらの声に従って生きていくのでしょうか。

健康マネジメントをベースに成功している人は、自分の内なる声を、「足を引っ張る悪人」とはみなさず、「人生のよきパートナー」として大切にしています。

サミュエル・スマイルズの『自助論』には次のような一節があります。

「人生における成功は、一般に考えられている以上に、肉体的な健康に支えられている。～中略～　どんな職業であれ、働き続けるには肉体の健康が欠かせない」

今まで、仕事のパフォーマンスを上げるための「健康マネジメント」という視点が欠けていたのが日本のビジネスマン、ビジネスウーマンです。本書の方法で必ずパフォーマンスが上がるはずです。

私の本業はサプリメントですが、サプリメントは健康を形づくるうえでのほんの一部分でしかありません。世界で戦えるビジネスエリートの体を支えているのは、日常の暮らしにおけるコツコツとした食事・睡眠・運動の小さな工夫の集合体なのです。

私は「健康マネジメント」を通じて、日本のビジネスリーダーたちのパフォーマンスの向上に貢献していきたいと考えています。ビジネスの成果も人生の豊かさも、すべての土台が健康なのです。

本書を通じてあなたのビジネス成功の一助となれば幸いです。

また、本書の執筆にあたっては、多くの方々にご協力をいただきました。紙面の関係上、お名前を記載できないことをお許しください。この場をお借りしてお礼を申し上げます。

2015年1月　福岡にて

水野雅浩